머리를 좋게하는

뇌영양식

안용근 지음

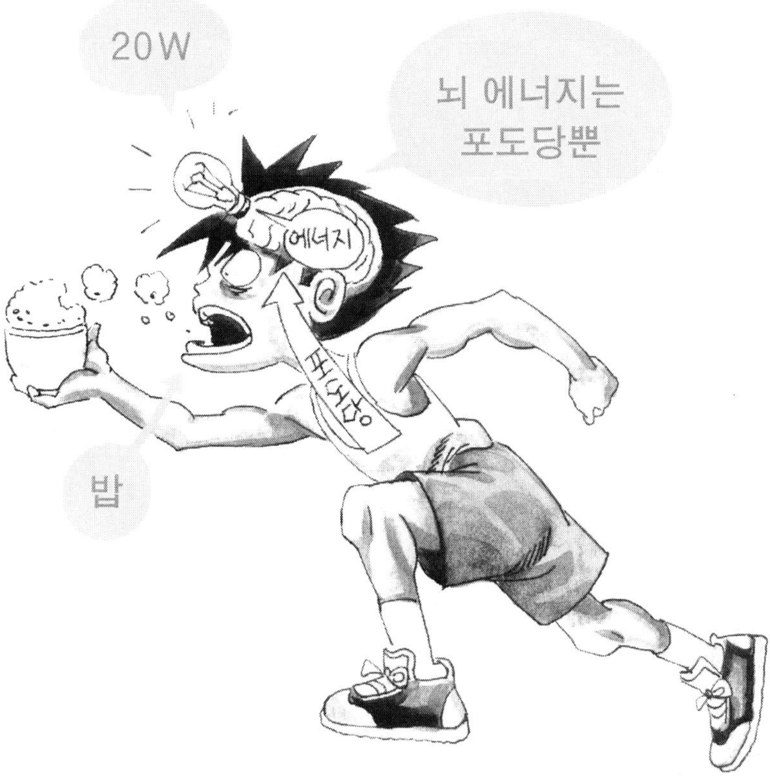

문운당

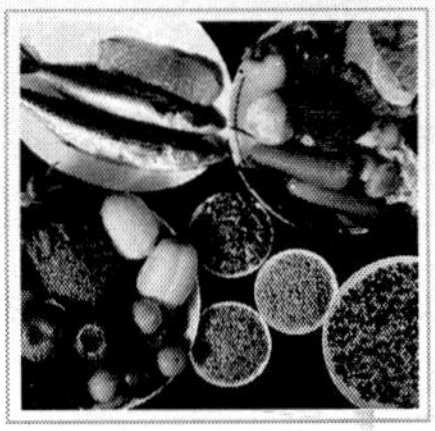

머 리 말

필자는 20여 년 전 '머리가 좋아지는 영양학' 이라는 책을 풀이하여 낸 일이 있는데 그를 계기로 오랜 기간 준비하여 이 책을 내게 되었다.

뇌의 주성분과 뇌를 움직이는 신경전달물질, 뇌의 에너지는 음식이 재료이므로 좋은 음식은 기억력과 집중력을 증가시켜서 머리를 좋게 하지만 나쁜 음식은 머리를 나쁘게 한다.

음식은 청소년의 성격과 비행에도 영향을 미쳐서 잘못된 음식은 극성맞거나, 딴전을 피우거나, 집중력이 없어지는 과잉행동장애를 일으켜 공부가 되지 않게 하고, 충동적이고, 부모 말을 듣지 않게 하며, 반항, 등교거부, 폭력, 비행으로 발전시킨다. 그러나 부모들은 음식 때문인 것을 모르고 성격이나 교육, 환경 탓으로 돌린다.

이 책은 그런 사실을 밝히고, 먹는 방법이 뇌에 미치는 영향, 스트레스가 뇌에 미치는 영향, 머리를 좋게 하는 먹는 방법, 음식으로 영재 만들기, 뇌의 에너지인 포도당, 폭력과 과잉행동장애를 일으키는 설탕과 식품첨가물, 뇌에 해로운 음식, 태아와 신생아의 뇌영양식, 수험생의 뇌영양식, 치매방지 뇌영양식, 머리를 좋게 하는 뇌영양식 등을 설명하고 있다.

교육현장에서는 음식이 학생들 성적과 성격, 비행에 영향을 미치고 있다는 점을 인식하지 못하고 있으나 뇌영양식을 공급하여 과잉행동장애와 비행, 폭력을 없애고, 공부를 잘 하게 하여 높은 성적을 거두어야 할 것이다.

2009년 6월

안용근

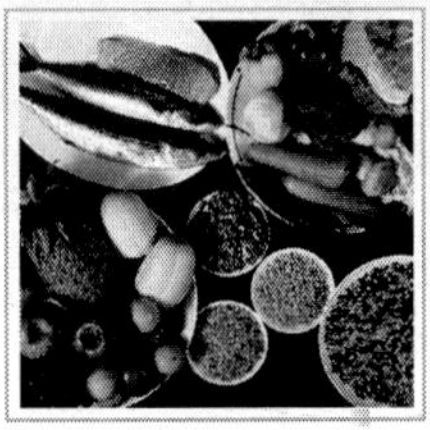

차 례

1. 뇌의 성장과 크기

2. 뇌의 구조와 역할

3. 알수록 신비한 뇌

9. 뇌의 에너지원은 포도당뿐

10. 저혈당증

11. 뇌에 산소를 공급하는 철분

15. 뇌의 필수성분 무기질

16. 폭력과 과잉행동장애를 일으키는 음식

17. 뇌에 해로운 음식과 첨가물

18. 태아와 신생아의 뇌영양

19. 수험생의 뇌영양식

20. 노인의 치매방지 뇌영양식

21. 머리를 좋게 하는 식품

1

뇌의 성장과 크기

(1) 뇌의 성장

금방 태어난 아기의 뇌는 몸무게의 10% 이상으로 370~400 g이나 된다. 어른의 뇌는 몸에 비하여 이보다 비율이 작다.

난자와 정자가 수정하면 30시간 후 수정란의 세포 하나가 둘, 둘이 넷, 넷이 여덟로 기하급수적으로 늘어나서 18일째에 뇌의 소(원기)가 완성된다.

23일째는 신경관이 생겨서 뇌의 모습이 만들어지고 50일째는 신경세포와 반구 원형이 만들어지면서 뇌가 급속하게 커진다. 7개월째는 대뇌피질의 주름과 대뇌구가 만들어지기 시작하고 9개월째는 어른 뇌와 거의 같아진다.

뇌세포는 성장으로 뇌세포가 엉켜서 불룩해지면서 돌기가 만들어져서 지능이 발달하는데 20살이 되면 돌기가 50개 이상 생긴다.

태어나서 6개월 동안 뇌의 무게는 2배로 늘며 만 4~6살이 되면 성인의 96%가 된다. 그래서 무게로 봤을 때 뇌는 초등학교 전에 거의 성인이

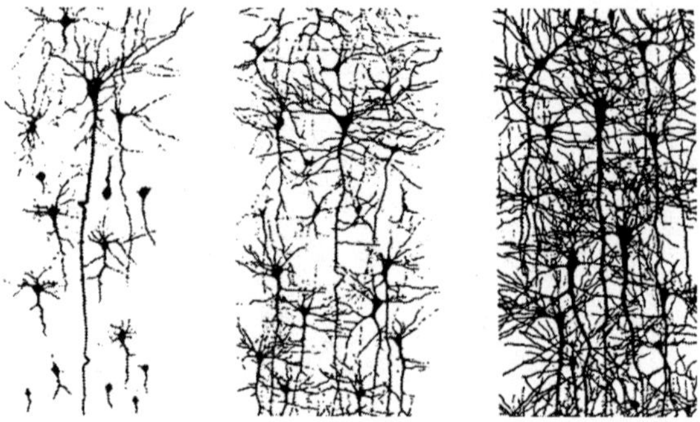

[신경세포의 성장]

된다. 그 다음에는 천천히 성장하여 남자는 만 20살, 여성은 만 18~19살에 성장이 끝난다.

성장이 끝난 남성의 뇌는 1,300~1,450 g, 여성의 뇌는 1,200~1,250 g

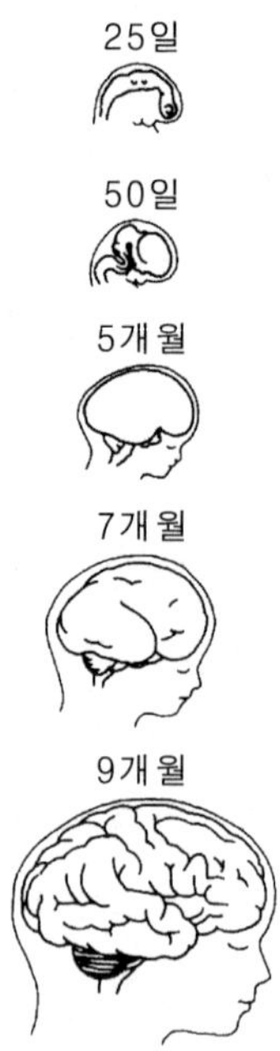

[뇌의 성장]

정도가 되는데 몸무게의 2~3%이다.

뇌의 성장과정은 뇌의 진화과정과 비슷하다.

뇌세포는 140억 개인데 성장해도 늘지 않고 상처로 파괴되어도 보충되지 않는다.

(2) 동물의 뇌 무게와 신경세포 수

뇌의 무게는 고래는 8,000 g, 코끼리는 5,000 g, 공룡은 70 g, 사람은 1,500 g 정도이다. 몸무게에 대한 뇌의 비율은 고래와 코끼리는 2,000분의 1, 유인원은 100분의 1, 공룡은 20,000분의 1, 고릴라는 100분의 1, 개는 257분의 1, 말은 400분의 1, 사람은 40분의 1로 사람 뇌의 비중이 가장 크다. 이로 봤을 때 뇌의 무게가 무거울수록 머리가 좋다고 할 수 있으나 무거운 고래나 코끼리의 뇌가 사람보다 좋지는 않다.

흰쥐는 몸무게에 대한 뇌의 비율이 28분의 1, 긴손원숭이는 28분의 1, 참새는 34분의 1로 사람보다 높다. 그러나 사람보다 머리가 좋지는 않다.

이와 같이 뇌의 무게가 무겁다고 반드시 머리가 좋은 것은 아니며 몸 전체에서 뇌가 차지하는 비중이 높다고 해서 반드시 머리가 좋은 것도 아니다.

침팬지의 뇌신경세포는 80억 개로 사람의 60% 정도를 갖고 있다. 사람은 고차기능을 하는 전두연합야의 신경세포가 35억 개인데 반해 침팬지는 12억 개로 사람의 30% 정도이다. 마카쿠원숭이의 뇌신경세포는 50억 개(사람의 35%), 긴꼬리원숭이는 40억 개(사람의 29%), 신세계 원숭이는 7억 개(사람의 5%)이다.

유인원의 뇌는 300만년 동안 3배로 커졌는데 10만년 전 네안데르탈인의 뇌는 현대인과 크기가 비슷하다.

뇌가 진화하자 사고력이나 언어력 등의 정신적 능력이 생겨서 인류가 발전하게 되었다.

(3) 매일 10만~18만 개씩 죽는 뇌세포

대뇌피질의 시각담당 및 청각담당 신경세포는 90살까지 반 정도 죽어서 없어진다. 그래서 평생 약 46억 개의 뇌신경세포가 죽는다. 그러나 그다지 죽지 않는 것도 있다. 일생 동안 세포는 하루 10만~18만 개씩 죽는다. 지구의 나이가 46억 년인데 90살까지 뇌세포가 46억 개 죽는다는 것은 무엇인가 관련이 있는 것으로 보인다.

(4) 척수가 발달한 뇌

머리에 있는 뇌뿐 아니라 등의 척수도 기초형태의 뇌이다. 뇌도 척수에서 발달한 것이기 때문이다. 뇌와 척수는 모두 중추신경이다. 척수는 척추에 들어 있는데 45 cm나 된다.

동물은 진화할수록 척수 끝이 커졌고 그중 사람이 가장 커져서 뇌가 되었다. 그렇다고 사람의 척수가 쓸모없어진 것은 아니고 중요한 역할을 한다. 척수는 피부, 관절, 근육, 인대의 말초신경에서 오는 정보를 받고, 운동명령을 전달한다. 즉, 뇌와 말초를 연결하고 있다. 그래서 허리척수를 다치면 하반신이 마비된다.

곤충은 대부분 척수밖에 없다.

(5) 뇌의 진화

식물은 광합성으로 영양성분을 스스로 만들어 쓰기 때문에 에너지를 찾아서 움직일 필요가 없지만 동물은 영양성분을 만들 수 없으므로 먹이를 찾아다녀야 한다.

따라서 돌아다니며 움직여야 하고 이를 위해 근육이 생겼으며 근육을 움직이기 위해 신경이 생기고 뇌가 생겼다. 즉, 먹이를 얻고 생명을 유지하기 위해 뇌가 발달한 것이다.

하등동물은 뇌가 없다. 원시동물인 산호는 신경과 근육이 거의 없고, 해삼과 해파리 등의 강장동물은 근육신경만 있다.

낙지, 오징어 같은 연체동물과 절족동물 같은 무척추동물은 근육 사이로 신경이 연결되어 수만 개씩 모여서 신경절이라는 신경세포 집합체(작은 뇌)를 만든다. 즉, 뇌가 머리에 있는 것이 아니라 몸에 흩어져 있는 것이다.

어류의 뇌는 작고 척수가 발달하였으며, 양서류나 파충류는 척수보다 뇌가 발달하였다.

고등 척추동물은 흩어져 있는 신경절을 등과 머리에 모아서 뇌를 만들었다. 땅 위에 사는 척추동물은 앞쪽과 위쪽 대뇌가 더 커지고 발달하여 운동과 감각기능을 조절하기 시작하였다. 사람은 대뇌가 가장 커졌다.

파충류의 뇌는 원시적인 대뇌기핵저이고 더 진화한 하등 포유류는 대뇌기저핵 위에 피질이 더 생겼다. 고등포유류는 신피질이 발달하고 커져서 대뇌기저핵과 고피질을 둘러쌌다. 즉, 오래된 뇌를 개량하거나 버리지 않고 필요한 새 뇌를 낡은 뇌 위에 올려서 진화한 것이다.

대뇌기저핵은 대뇌수질의 회백질 신경핵 덩어리로 운동과 감각을 중계하는데 무의식 반사중추로 원시뇌, 옛날뇌라고 한다.

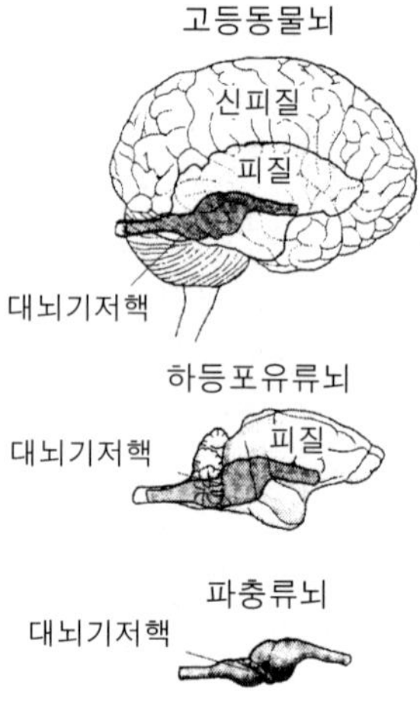

[동물의 뇌]

[뇌의 형태 및 성분]

항 목	내 용
무 게	성인은 1200~1400 g (몸무게의 2.0~2.5%) 신생아는 370~400 g (몸무게의 10%)
부위별 무게	대뇌반구 80%, 소뇌 11%, 간뇌 2%, 중추·교·연수 5~6%
에너지 소비량	성인 남성 500 kcal (20~25 W)
순환 혈액량	1분당 750 m*l*
산소소비량	1분당 40~46 m*l*, 하루 120 *l*
포도당 소비량	하루 120 g
글리코겐 저장량	뇌 1 g당 2~4 μmol(뇌 전체에 0.5~1.0 g)
수 분	회백질 80%, 백질 70%
고형성분 단백질	40%
지방질	50%
뇌척수액성	125~150 m*l*
척수의 길이	키의 28~29%
척수무게	25 g (뇌의 1/55)

2

뇌의 구조와 역할

(1) 뇌의 구조

▪ 변연계

시상하부와 편도핵, 해마가 있으며 식욕이나 성욕 등의 본능, 유쾌함이나 불쾌함, 공포, 노여움을 담당한다. 그리고 호르몬 분비, 자율신경, 내장

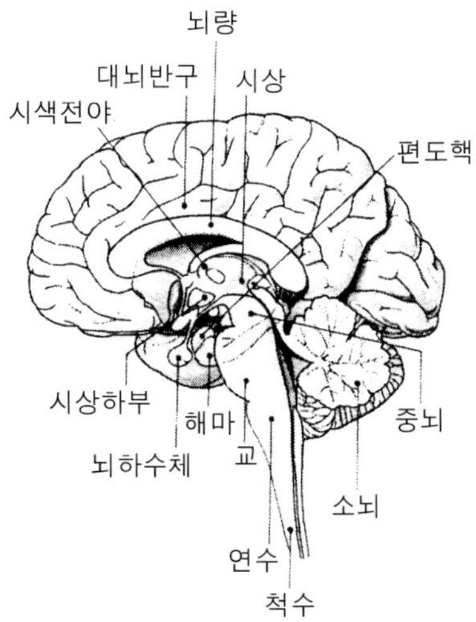

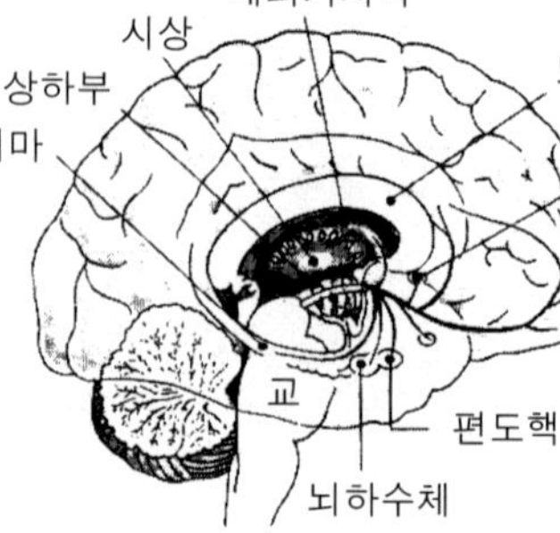

의 작용도 담당한다. 학습, 행동의 의욕, 기억에도 관여한다. 해마는 언어와 의식의 기억을 담당하고 편도핵이 쾌감과 감정적 기억을 담당한다.

편도핵

두려움을 관장하며 분노와 불안을 담당한다. 편도핵 일부와 시상하부는 공격성과 성적 욕구에 관계하는데 남성이 여성보다 커서 더 공격적이다.

해 마

기억의 저장과 상기를 관장하는데 손상되면 장기 기억력을 잃어서 과거 기억을 재생하지 못한다.

뇌 간

중뇌, 교, 연수를 총칭하며 시상 일부까지 포함된다.

교

중뇌와 연수 사이로 근육의 협력작용을 하며 삼차신경, 외전신경, 안면신경 및 내이신경의 기시핵들이 있다.

중 뇌

뇌간에서 가장 작으며, 여러 전도로의 통로로 중계소이다. 안구운동, 홍채 수축 등 눈에 관한 일과 호르몬 분비, 체온조절, 식욕조절을 하며 신경전달물질인 도파민을 만든다.

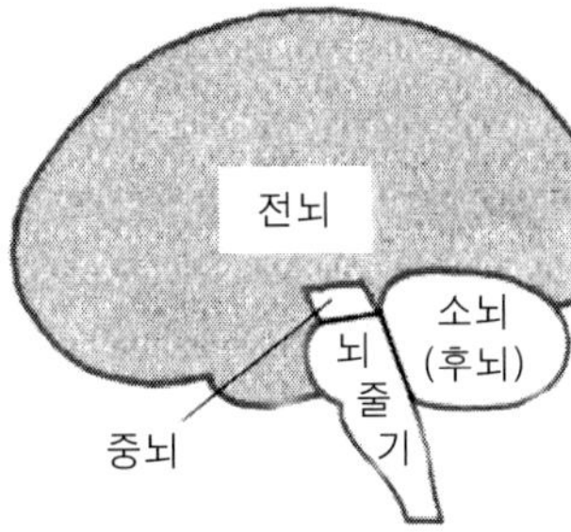

■ 소　뇌

교 뒤에 있는데 운동 범위와 힘을 조절한다. 무의식반사 중추이다. 자세와 수의운동의 정밀 조정, 긴장성 조정, 시각, 청각, 체성감각을 조절한다.

■ 뇌　량

대뇌반구를 연결하는 백질의 신경섬유띠로 몸의 양쪽에서 오는 지각정보와 반응을 통합한다.

■ 뇌줄기

전뇌 외투의 일부분으로 신피질이나 대뇌피질로 되어 있는데 후각중추 기능을 담당한다.

■ 간　뇌

뇌간 위에 있는데 시상과 시상하부가 있다. 중추 또는 감정의 뇌 등 자율신경계의 최고 중추를 담당한다.

■ 백　질

전삭, 측삭 및 후삭이 있는데 연합섬유로 구성되어 있다.

■ 시상하부

시상에는 상부, 후부, 하부가 있는데 후각을 제외한 모든 감각을 담당한다. 시상하부는 체온, 수면, 생식, 대사. 성욕, 수면, 온도, 면역, 시계, 사지운동, 자세반응, 섭식 등의 대사와 항상성을 조절한다. 감정과 스트레스 반응도 조절한다, 자율신경 중추가 있다.

▚ 시색전야

성욕과 생식을 담당하여 여성의 월경주기와 남성의 정자 만들기를 담당한다.

▚ 연 수

뇌간에 있는데 피질, 백질과 회백질의 망상체를 이루며 숨쉬기, 말하기. 노래하기, 삼키기. 토하기, 혈압 유지, 심박 등 생명유지 기능을 통제한다. 자율신경 활동 중추로 소뇌와 함께 운동을 조절한다.

▚ 측좌핵

도파민이라는 신경전달물질을 분비시켜서 쾌감을 준다. 심부에 신경전달물질 수용체가 있어서 반응으로 강화되는 학습에 관여한다.

(2) 뇌의 주름(피질)

뇌는 표면적을 넓히기 위해 주름이 생겼다. 표면적이 넓을수록 신경세포 연결망이 많아지기 때문이다. 뇌의 주름을 피질이라고 한다.

주름의 깊이는 2~3 mm인데 표면적은 신문지 한 페이지 정도인 2350 cm^2으로 바깥쪽 피질이 1/3, 안쪽 피질이 2/3이다.

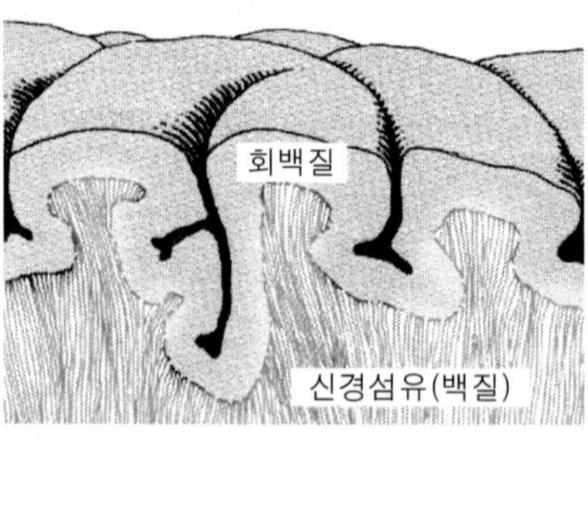

원숭이의 뇌 주름은 사람보다 적고, 고양이와 생쥐의 뇌에는 주름이 아예 없으므로 주름이 많을수록 머리가 좋다고 할 수 있으나 돌고래는 사람보다 주름이 많지만 사람보다 머리가 좋지는 않다. 그러나 다른 동물보다 기술을 빨리 습득하고 영리하기는 하다.

주름이 많으면 신경세포 연결망의 면적이 넓어져서 머리가 좋기는 하지만 면적만 넓다고 머리가 좋은 것은 아니며, 알차게 채워져야 한다.

신피질은 고차원적인 지적 기능인 사색, 판단, 창조적 정신, 운동, 감각을 담당하며 전두엽, 두정엽, 후두엽, 측두엽으로 구분한다.

전두엽

운동중추와 언어중추가 있고 의욕이나 창조, 판단과 같은 정신작용을 담당하며 고등동물이 잘 발달되었다. 운동피질은 신체의 일차운동 조절과 관계한다.

측두엽

청각, 후각, 정신작용 중추로 청각. 기억, 자아와 시간감각을 담당한다. 변연계와 연결되어 있어서 정서적인 경험의 역할을 하는데 연습으로 발달된다.

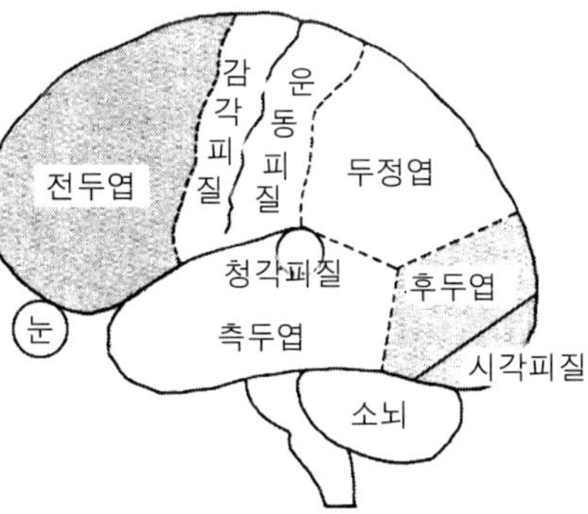

[피질]

후두엽

보는 것을 이해하는 시각피질로 망막에서 전달되는 정보를 변형뇌로 보내 이해하게 한다.

두정엽

촉각과 미각 중추가 있고 뒤쪽에 지각, 인지, 판단의 연합령이 있다.

(3) 왼쪽 뇌와 오른쪽 뇌

뇌에는 오른쪽 뇌와 왼쪽 뇌가 있는데 읽고, 쓰고, 말하고, 듣고, 계산하는 등의 논리적인 생각은 왼쪽 뇌, 그림이나 음악 등의 감각적, 공간적 인식은 오른쪽 뇌가 담당한다. 그래서 왼쪽 뇌를 과학적(논리적)인 뇌, 오른쪽 뇌를 예술적인 뇌라고 한다. 즉, 오른쪽 뇌는 문과적, 감성적, 주관적이고, 왼쪽 뇌는 이과적, 지성적, 객관적이다. 그래서 오른쪽 뇌가 손상되면 밝은 성격이 되고, 왼쪽 뇌가 손상되면 암울한 성격이 된다.

뇌가 둘로 나누어져 있는 것은 포유류뿐이며, 그 중에서 양쪽 뇌가 서로 다른 역할을 하는 것은 사람뿐이다.

오른쪽 뇌는 왼쪽 위쪽 몸의 움직임을, 왼쪽 뇌는 오른쪽 위쪽 몸의 움직임을 조절한다. 양쪽 뇌 사이에는 뇌량섬유가 2억 가닥 연결되어 있어서 서로 완전히 독립되어 있는 것은 아니다. 그래서 한쪽 뇌가 손상되면 다른 쪽이 보충해 줄 수 있다.

여성은 양쪽 뇌가 균형을 이루고 있고, 둘 사이를 연결하는 뇌량도 굵어서 정보가 서로 잘 전달된다. 남성은 왼쪽 뇌가 큰 불균형이고 뇌량도 여성보다 가늘다.

남성은 오른쪽 뇌가 커서 공간인식능력이 우수하여 한 가지 능력에 뛰어난 전문가가 되기 쉽지만 손상을 입으면 그 부분의 능력을 잃어서 회복

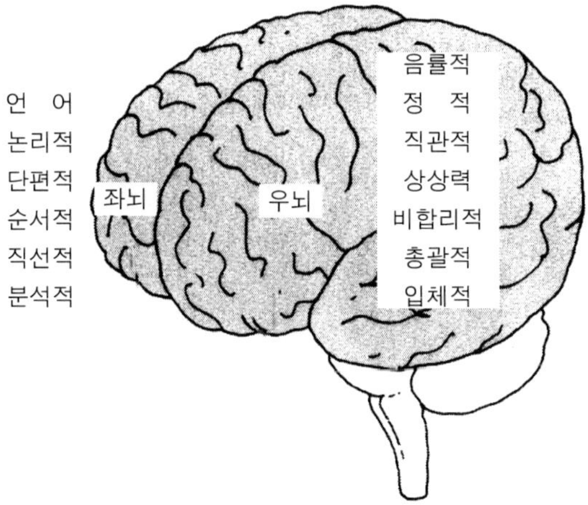

되기 힘들다. 남자는 한 가지 일을 하게 되면 다른 일을 잘 하기 어렵지만 여자들은 한 가지 일을 하면서 다른 일도 차질 없이 한다.

언어능력은 왼쪽 뇌에 있는데 남성의 언어능력은 왼쪽 뇌로 쏠려 있고 여성은 오른쪽 뇌도 함께 작용한다. 여성이 남성보다 말이 많고 떠드는 것을 좋아하는 것은 여성의 언어능력은 왼쪽 뇌와 오른쪽 뇌가 함께 작용하기 때문이다.

여성은 대뇌신피질과 대뇌변연계에서 정보를 주고받는 부분도 남성보다 커서 정서가 미세하다.

(4) 뇌의 검문소

뇌는 정교하고 고차적이라 불순물이 조금이라도 들어가면 혼란되거나 마비된다. 그래서 모세관(혈액·뇌관문), 글리아세포, 인지질이라고 하는 세 관문에서 해롭거나 불필요한 물질은 걸러 내고 필요한 물질만 통과시킨다.

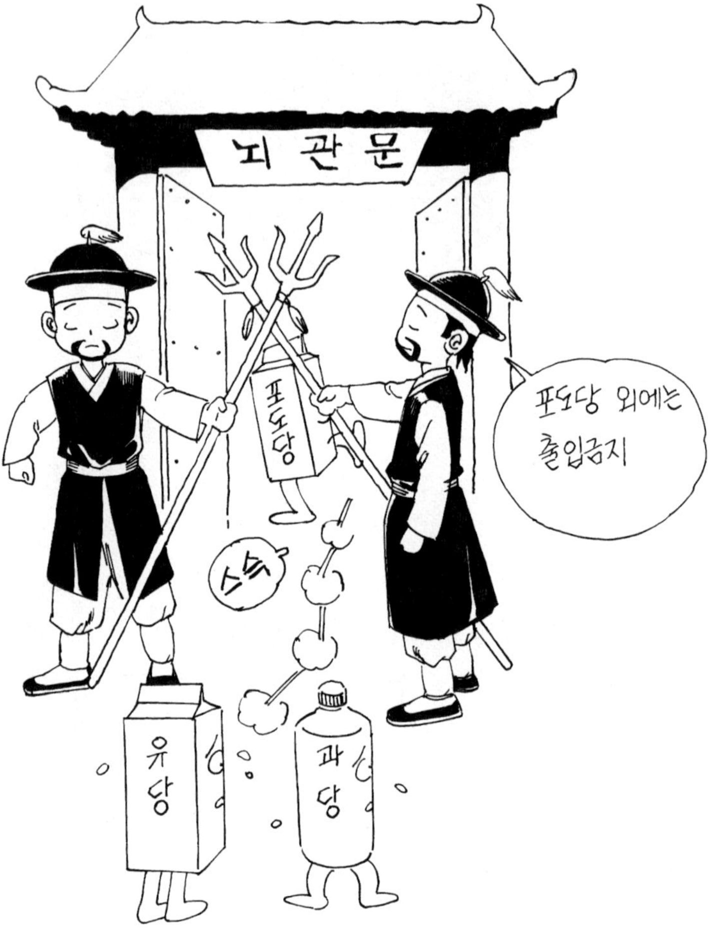

▪ 혈액 뇌관문

음식은 위와 장 등에서 소화되어 각 조직으로 가서 모세혈관을 통해 영양물질이 흡수된다. 일반세포의 모세혈관벽은 틈이 있어서 영양물질이 통과하지만 뇌의 모세혈관벽은 틈이 없어서 출입하기 힘들고 필요한 물질만 통과시키므로 혈액 뇌관문이라고 한다.

신경전달물질은 뇌의 필수성분이지만 무제한 들어가면 중추신경계를 혼란시키므로 이것도 혈액·뇌관문에서 통제한다. 그리고 신경전달물질이 너무 많으면 분해하여 버려서 뇌로 들어가지 못하게 한다.

이같이 뇌의 모세혈관은 독이나 해로운 물질이 들어가지 못하게 하고 영양소 등 필요한 물질만 통과시켜서 뇌가 혼란에 빠지지 않게 한다.

내피세포 틈과 글리아세포(비신경세포)

영양성분이 뇌 모세혈관을 통과하면 글리아세포가 일부를 받는다. 일반 조직은 조직세포가 모세혈관과 접하여 영양물질과 산소 등을 흡수하지만 뇌는 신경세포와 모세혈관이 접촉하지 않고 글리아세포가 모세혈관과 접촉하여 영양물질을 신경세포에 전달한다. 즉, 신경세포는 글리아세포가 먼저 독이 있나 맛을 본 다음 통과시켜서 뇌에 해로운 것을 거르는 것이다.

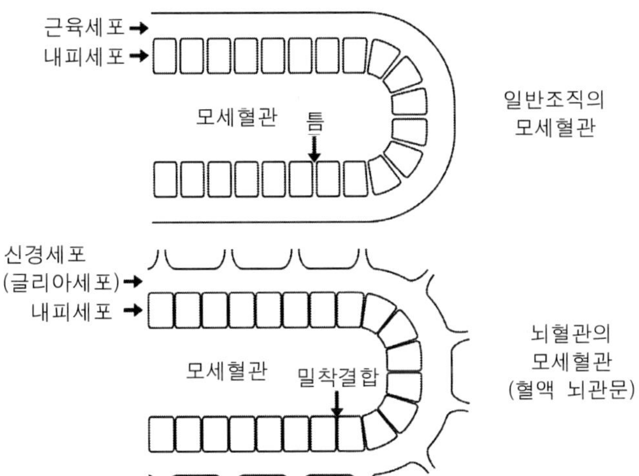

인지질 이중막

지방질에 인산이 있는 것을 인지질이라고 한다. 인지질은 물과 친한 머리와 기름인 지방산 꼬리가 같은 것끼리는 뭉치고 다른 것끼리는 배척하는 작용으로 막을 만든다. 뇌의 모세혈관벽에는 인지질의 두 겹 막이 있는데, 막의 가운데가 기름층이기 때문에 기름에 녹지 않는 물질이나 전하

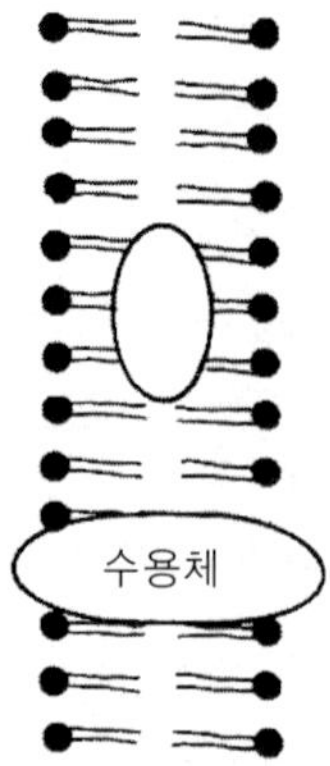

를 갖는 물질(이온)은 통과하지 못한다. 그래서 나트륨, 칼슘, 칼륨 등은 이온채널을 이용해 통과하고 다른 물질은 각기 다른 수송체를 타고 통과한다.

이상과 같이 신경전달물질이 아무리 머리에 좋아도 먹거나 주사한다고 하여 뇌로 들어가는 것도 아니고 불필요하거나 해로운 물질도 흡수되지 않는다.

[뇌의 역할]

부 분	역 할
중추신경계 및 말초신경계	정보가 모여서 통합되고 전신으로 전달하는 명령기구
대뇌피질	고차원의 지적기능을 다스리는 뇌
대뇌변연계	본능을 다스리는 뇌
시 상	감각을 중계하는 뇌
시상하부와 뇌하수체	몸의 항상성을 조절하는 뇌
대뇌기저핵	원활한 운동을 담당하는 뇌
소 뇌	평형기능을 담당하는 뇌
청반핵 및 뇌간망양체	각성과 수면을 조절하는 뇌
척 수	뇌에서 전신 끝으로 통하는 통로
혈액·뇌관문	이중의 뇌벽
신경세포	뇌의 최소 기능 단위
신경교세포	신경을 둘러싸고 있는 세포
수상돌기	정보수집 안테나
시냅스	신경접합부
수 초	정보를 혼선 없이 전달하기 위한 구조
신경전달물질	신경세포와 신경세포 사이에서 정보를 전달하는 물질

화학조미료인 MSG(글루탐산, 미원)가 머리에 좋다고 떠들썩한 적이 있었으나 뇌의 밖에서 공급된 글루탐산은 혈액·뇌관문을 쉽게 통과하지 못한다. 통과하더라도 중국집증후군이라는 부작용을 일으킨다.

(5) 뇌신경세포 수

뇌는 신경세포로 만들어져 있는데 가장 작은 단위는 세포체이고 세포체에서 뻗은 신경섬유(軸索), 세포체에서 여러 방향으로 뻗어나가는 수상(樹狀, 나무형)돌기의 단위를 신경단위라고 한다. 뇌의 신경단위는 길이 2 mm 정도에 불과하지만 발가락 움직임을 다루는 신경단위는 1 m나 된다.

뇌는 우주에서 가장 복잡하여 신경세포가 140억 개나 되는데 이 중 95 %인 135억 개가 대뇌피질의 신피질에 있다. 이 중 전두연합야에 35억 개, 측두연합에 25억 개, 두정연합야에 25억 개, 일차시각야에 8억 개, 일차청각야에 5천만 개, 운동성피질에 8억 개, 다른 신피질에 25억 개가 있다.

신경세포 하나에는 신경접합부가 1만 개 있다. 신경접합부의 접점을 하나 세는 데 1초가 걸린다고 하면 사람 뇌는 3,200만 년이나 걸려야 다 셀 수 있는 양이므로 컴퓨터는 비교도 되지 않는다.

대뇌신경세포와 소뇌 신경세포까지 합하면 뇌신경세포 수는 10배가 넘는다. 소뇌는 분자층, 푸르키네(Purkinje) 세포층, 과립층으로 되어 있다,

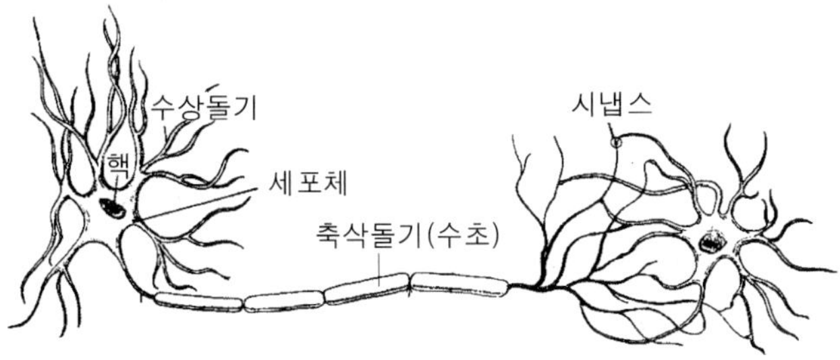

푸르키네 세포는 소뇌의 출력을 담당하며 세포수는 1만~400만에서 20만~600만 개이다. 개재신경세포인 과립세포는 1,000억 개이다.

대뇌에는 뇌신경세포 외에 신경세포를 아교같이 감싸 연결하는 세포가 400억 개나 있다. 모두 합치면 사람의 뇌세포 수는 154억 2,000만개가 된다.

(6) 신경전달

중추신경은 몸 각 부위와 연결되고 외부와 정보를 교환한다. 뇌의 신경세포는 신경전달물질에 의하여 수천 개의 세포와 연락하고 있다. 신경전달물질은 음식의 영양소에서 만들어져서 뇌에서 작용한다. 신경세포는 신경세포끼리 연결된다. 신경세포 사이에는 신경접합부가 있는데 여기에 들어 있는 신경전달물질이 화학적으로 정보를 전달한다.

뇌는 중추신경계의 90%를 차지한다. 척추는 뇌에서 긴 돌기가 나와 머리와 배골을 통하고 있는데 뇌를 눈, 귀, 코 등과 연결하고 있다.

뇌와 가슴의 근육이나 감각기관을 연결시켜주는 신경은 후신경(감각신경), 시신경(감각신경), 동안신경(운동신경), 활차신경(운동신경), 삼차신경(혼합신경), 외전신경(운동신경), 안면신경(운동신경), 청신경(감각신경),

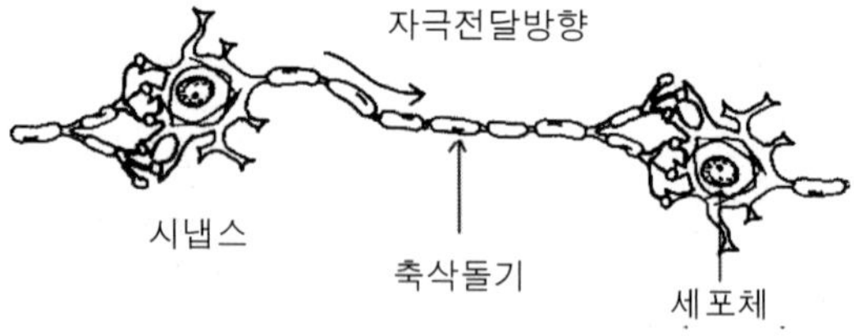

설인신경(혼합신경), 미주신경(혼합신경), 부신경(운동신경), 설하신경(운동신경) 12쌍으로 이루어져 있다.

(7) 신경전달물질

한쪽 신경섬유 끝이 다른 세포의 수상돌기와 접한 부분을 신경접합부(synapse)라 하며, 정보가 새지 않게 칸을 만들고 있다. 사람의 대뇌피질에 있는 신경세포는 한 세포당 신경접합부가 4만 개나 된다. 소뇌의 푸르키네 세포는 10만 개나 된다.

신경전달물질은 60여 가지 이상 있는데 아직 발견되지 않은 것도 있을 것이다. 신경전달물질은 말단의 신경접합부에서 정보를 전하기 위해 기다린다. 신경전달물질은 수용체가 받는데 신경전달물질마다 수용체가 다르다. 신경전달물질은 여러 가지가 하나의 신경세포에 공존하고 있다.

한 신경세포의 전기신호는 신경섬유를 통하여 신경접합부 안으로 신경전달물질을 방출한다. 그러면 상대 신경세포의 수상돌기가 신경전달물질을 인식, 결합하여 화학반응을 일으키는데 같은 과정으로 전기신호가 되어 다른 신경세포로 전달된다. 이 같은 과정을 반복하면서 신경전달물질이 느낌과 생각을 전달하는 것이다. 전달속도는 1초당 100 m, 즉 시속 360 km이다.

신경세포는 이러한 무수한 신경접합부로부터 받은 정보를 순식간에 종합, 판단하여 신경전달물질을 방출할 것인지 아닌지를 결정한다. 신경전달물질을 받은 세포는 정보를 전하거나 억제한 후 소멸한다.

뇌에는 약 1조 개의 신경세포가 있는데 방대한 신경접합부를 통하여 신경회로를 형성하므로 매우 복잡하지만 신경섬유가 다발을 만들어 특정 세포군과 신경접합부를 형성하므로 복잡한 것만은 아니다.

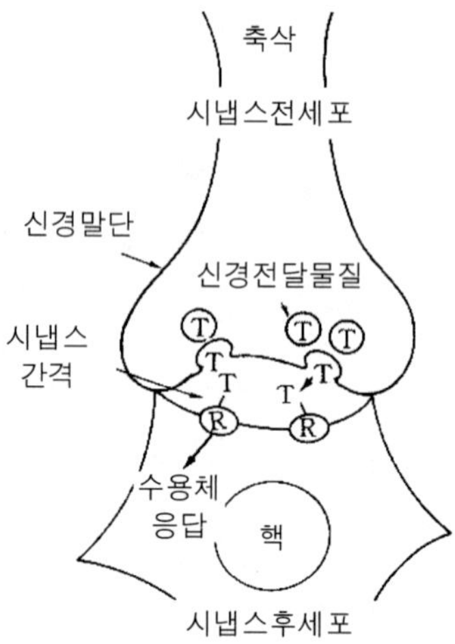

[신경전달물질]

명 칭	기 능
아세틸콜린	기억, 정보의 전달
아드레날린(에피네프린)	자극, 스트레스에 대한 저항성
노르아드레날린(노르에피네프린)	자극, 식용증진
감마아미노부티르산(GABA)	정보전달의 억제
글리신	정보의 저해
세로토닌	진정작용
칼슘전달시스템	신경세포 사이의 정보전달 억제
신경성장인자	신경세포의 유지와 수복

3

알수록 신비한 뇌

(1) 머리는 쓸수록 좋아진다

사람의 뇌신경세포는 140억 개 정도인데, 그중 10% 정도만 사용한다. 머리가 매우 좋다는 사람이나 아인슈타인과 같은 천재도 20% 정도 밖에는 사용하지 못한다. 140억 개나 되는 뇌신경세포에 정보를 입력하고 처리·운영하기 위해서는 영양소를 고루 섭취하고 훈련을 많이 해야 한다.

뇌는 18살 정도에 성장과 발달이 끝난다. 그 후에도 공부를 더 하거나 경험을 얻어 지식이나 교양이 더 생기기는 하지만 생리적 발달은 그친다. 그러므로 고등학생일 때까지만 우수한 뇌를 만들 수 있다.

머리는 하루에 400 cal의 열량을 소모시키는데 몸 전체 소비열량의 20%나 된다. 그러나 열량소모는 뇌의 지적활동과 그다지 관계가 없다. 즉, 공부를 하거나 신경을 쓴다고 해서 더 많은 열량을 쓰는 것은 아니다. 그러나 열량이 부족하면 뇌가 작동하지 않으므로 끊임없이 풍족하게 공급해야 한다.

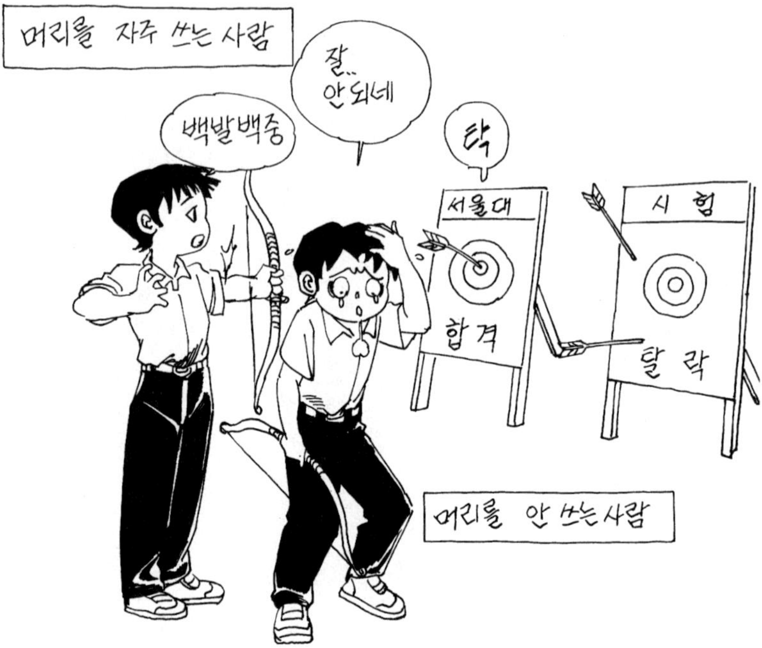

(2) 머리 좋고 나쁜 것의 유전

어버이의 유전자는 뇌세포수와 구조를 결정하고 기능하는 정보를 자식에게 전달하므로 머리 좋고 나쁜 것은 유전한다.

머리가 좋고 나쁜 것은 타고 나는 것도 중요하고 태어나서 신경접합부 연결망을 많이 확대시키는 것도 중요하다. 즉, 노력하면 머리는 좋아진다. 예를 들어 일란성 쌍둥이를 같은 집에서 키우면 머리가 같아지지만 다른 집에서 키우면 달라지는데, 좋은 환경에서 자라면 머리가 좋아진다.

사람의 유전자는 황인, 백인, 흑인 99%가 같고 나머지 1%가 달라서 인종차이가 난다. 황인과 백인은 지능이 높은 유전자가 있으나 흑인에게는 없다는 주장이 있다. DNA의 이중나선구조로 노벨상을 받은 영국의 제임스 왓슨 박사도 흑인은 유전적으로 지능이 낮다고 하였다. 이에 반해 지적 능력은 사회경제적 환경과 교육조건 등에 따라 다르며, 이들에 비해 유전적 요소는 영향이 적다고 하는 사람도 있다. 그러나 유전적 차이가 있는 것은 사실이다.

(3) 머리 좋고 나쁜 것의 차이

뇌는 무겁다고 머리가 좋은 것은 아니다.

뇌는 태어나면서 신경세포가 140억 개 형성되는데 연결망이 만들어져야 말을 이해하고 기억하고 생각하게 된다. 신경세포는 세포체에서 수상돌기와 신경섬유가 나오면서 큰다. 학습을 많이 할수록 수상돌기와 신경섬유가 커지며, 신경세포 연결망이 정교하고 꽉 찰수록 머리가 좋다. 즉, 사용할수록 신경세포 연결망이 늘어나서 머리가 좋아진다.

사람은 같은 수와 무게의 신경세포를 가지고 태어나지만 뇌를 자꾸 사용해야 머리가 좋아진다. 계속 공부해야 머리가 좋아지는 것이다. 20살을 넘으면 신경세포가 하루 10만~18만 개씩 죽기 시작하여 80살까지 37%의 신경세포가 없어진다. 그러나 연결망은 평생 커진다. 20살을 넘어 뇌세포가 줄어들어도 더 명석해지는 사람도 있고 둔해지는 사람도 있는데, 뇌의 연결망이 많이 만들어질수록 명석해진다. 젊어도 뇌를 사용하지 않으면 퇴화하거나 없어지는 신경세포가 있다. 그러므로 뇌는 항상 사용해야 한다.

(4) 천재와 정신병자

천재는 대부분은 어렸을 때 뛰어나지 못했거나 미친 사람으로 손가락질받는 일이 많다. 천재인 철학자 칸트나 물리학자 뉴턴은 정신병에 걸리기도 했다. 그래서 천재와 미친 사람은 종이 한 장 차이라고도 한다.

천재와 뇌에 대한 뚜렷한 법칙은 없다. 천재는 한번 가진 의문점을 계속 파고든다. 자기 일을 다른 사람의 가치관으로 평가받기 싫어하여 다른 사람의 이해를 구하지 않는다. 그래서 바보 취급을 받는 경우가 많다.

에디슨도 선생에게 그런 취급을 당해 학교를 다니지 못하였다. 그러나 천재들은 정상적인 사고나 기존의 타성에서 벗어나 새로운 시각에서 어떤 일에 미쳐서 기상천외의 발견이나 발명을 한다.

일상생활에서도 엉뚱한 발상이나 기존을 부정하므로 바보 소리를 듣게 된다. 사람들이란 자기가 이해하지 못하는 사람을 바보라 평가절하하여 배척하게 마련이다. 천재는 바보 속에 있으므로 바보 소리 듣는 사람도 희망을 가져야 한다. 그러나 천재는 1%의 영감과 99%의 노력으로 이루어진다.

미국의 한 대학 물리학과 대학원은 물리학과 출신은 뽑지 않는다고 한다. 물리학과 출신은 인력이라거나 관성의 법칙 같은 것을 당연하게 여기지만 다른 학과 출신은 어째서 그런 법칙이 생겼는지 이해를 하지 못하고 의문을 갖기 때문에 새로운 발상, 새로운 해석을 하기 때문이라고 한다. 이같이 남들이 당연하다고 생각하는 것을 그렇지 않다고 생각하는 데서 창조와 발명이 싹트는 것이다. 이 대학원은 노벨상 수상자를 가장 많이 배출한다고 한다.

우리나라에서는 구구단을 외우게 하지만 이스라엘에서는 절대 가르치지 않는다고 한다. 스스로 나름대로의 계산법을 터득하게 하여 창조적인 머리가 되도록 하는 것이다.

(5) 천재의 뇌 무게

뇌의 무게가 많이 나가야 머리가 좋은 것으로 아는 사람들이 많은데 뇌는 양보다 질이다. 러시아의 사상가 투르게네프의 뇌는 2,012 g, 독일의 비스마르크는 1,807 g, 나폴레옹은 1,500 g이다. 이들 천재의 뇌는 백인 평균 1,375 g 보다 무겁다. 그래서 천재의 뇌는 무겁다고 생각할지 모르나 독일 화학자 분젠은 1,295 g, 프랑스 문학자 아나톨 프랑스는 1,017 g으로 평균보다 훨씬 가볍다. 아인슈타인의 뇌도 우리와 차이가 없다. 뇌의 형태도 천재와 일반인의 차이는 없다. 그러므로 뇌가 무겁다고 머리가 좋은 것은 아니다. 성인 남자의 뇌가 여자보다 무거운 것은 몸무게 차이에서 오는 것이고 인종과 남녀에 따른 차이도 없다.

(6) 영웅의 뇌 - 아난다마이드

영웅은 고기를 좋아하여 통돼지를 들고 뜯으며 말술을 마시면서 장수들과 호쾌하게 어울린다. 돼지고기나 쇠고기 등의 육류에는 아라키돈산이라는 지방산이 많은데 베타에탄올아민과 결합하여 아난다마이드라는 뇌 내 물질이 된다. 이것은 낙천적이고 긍정적인 생각을 하게 만든다. 아난드(anand)는 산스크리트어로 매우 행복하다는 의미인데 그런 작용을 하는 아미드라는 의미이다. 동서고금을 막론하고 영웅은 자잘한 일에 신경 쓰지 않고 부하들의 허물은 덮어주는 호탕한 성격을 지녔다. 영웅의 뇌에서는 아난다마이드가 많이 분비되기 때문이다. 아난다마이드는 초콜릿에도 있다. 그래서 여성들이 초콜릿을 먹으면 행복감을 느끼는 것 같다.

(7) 사람 뇌가 가장 발달한 이유

사람은 만물의 영장이라고 하며, 사람과 원숭이류를 영장류라고 한다. 사람의 뇌가 동물들 중에서 가장 우수하기 때문인데 그래서 사람이 다른 생물의 위에서 군림한다.

사람은 서서 걸어 다니게 되고, 손을 자유로 사용할 수 있게 되면서 머리가 좋아졌다. 도구를 사용하게 되자 뇌는 더욱 발달하여 언어를 사용하게 되었고 언어는 사람의 뇌를 다시 발달시켜서 동물에게 없는 여러 지혜를 갖게 하였다.

사람은 진화할수록 뇌가 커지고 발달하여 생존을 위한 운동, 감각의 조절 외에 정신, 마음, 인식이라는 정신기능도 만들어졌다.

뇌는 영장류가 진화할수록 커져서 서서 걸어 다니기 시작한 오스트랄로피테쿠스의 뇌는 500 g, 호모 에렉투스의 뇌는 900 g, 네안데르탈인의 뇌는 1,350 g으로 현대인의 뇌와 거의 같다.

앞으로 머리를 더 쓰면 공상과학 영화같이 몸보다 머리가 큰 우주인같이 될 수도 있다.

(8) 뇌의 90%는 사용되지 않는다?

뇌는 일부만 사용하고 90%는 사용하지 않는 것으로 생각할 수 있으나 그렇지 않다.

전광판에 5라는 숫자가 나오려면 숫자 부분만 밝고 다른 부분은 검어야 하는데 그렇다고 검은 부분이 사용되고 있지 않다는 의미는 아닌 것과 같다. 즉, 뇌를 일부만 사용되고 있는 것으로 보여도 전광판처럼 사용되지 않는 부분도 함께 작용하고 있는 것이다.

그러나 뇌를 구성하는 50%의 물과 혈관, 뇌신경섬유를 지탱하는 조직만으로 따지면 10%만 작용한다는 말은 맞는다.

뇌는 우리가 사용 중이라고 의식하고 있지 않을 때도 항상 여러 정보를 처리하고 있는데 일부만 사용한다는 주장은 의식되지 않는 부분을 무시하는 것이다.

(9) 뇌의 출력

성인 남자의 하루 뇌의 에너지 소비량은 약 500 kcal인데 전기로 따지면 20~25 W로 형광등 하나를 밝힐 수 있다. 컴퓨터에 비하면 매우 적은 에너지라 정보용량을 제대로 활용하지 못하고 있다. 컴퓨터는 6~10 kW, 즉 6,000~10,000 W나 되어 계산이 빠르고 정확하다. 그러나 정보용량은 다르다. 1 bit는 컴퓨터기 정보치리할 때의 최소단위로 최대용량의 킴퓨터는 1,011 bit, 즉 1,000억 bit 정도이다.

그러나 사람 뇌의 용량은 2×1,018 bit, 즉, 200경(京) bit에서 1,020 bit 이다. 즉, 사람 뇌는 최대 컴퓨터의 100만 배 이상의 정보용량을 가지고 있다.

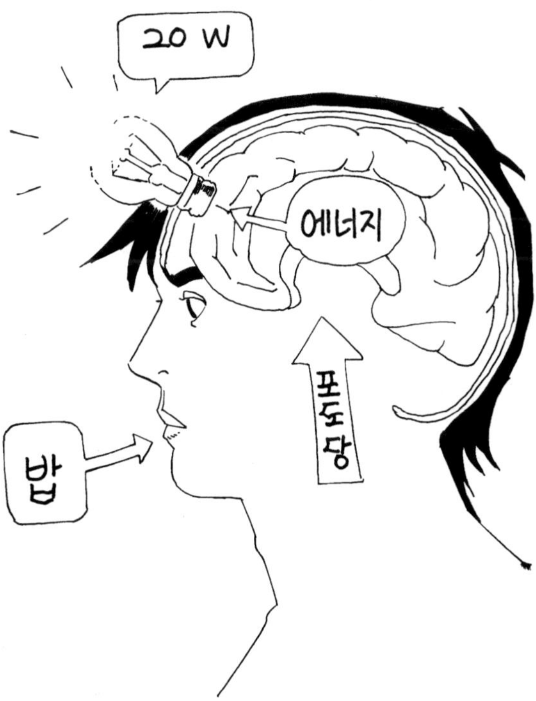

뇌의 출력을 증대시키면 뇌의 회전도 빨라지는데 뇌의 에너지는 포도당이다.

(10) 사람의 기억능력

사람이 평생 받아들이는 시각, 청각, 후각, 미각, 촉각 등의 오감과 사고 등의 언어적 자극의 총량은 100경 bit라고 한다. 1경은 1조의 1만 배이므로 100경이란 1에 0이 18개 붙은 수이다.

물론 이러한 자극을 모두 축적하는 것은 아니며 기억에서 없어지는 것도 있고 틀리게 기억하는 것도 있지만, 그래도 백분의 일, 즉 1경 정도는 기억한다. 이것을 책으로 계산하면 백과사전 500세트 분량이다.

(11) 나이를 먹으면 기억력이 떨어진다

사람은 6~7살부터 32살까지만 기억력이 좋고 그 후는 기억력이 떨어지기 시작한다. 언어중추가 쇠퇴하기 때문이다. 말에 대한 기억력은 30살을 넘으면 저하하므로 30살 전에 어학을 마스터하는 것이 좋다. 추리력은 32~52살이 가장 좋으며, 독창력은 42살~66살이 가장 좋다.

기억은 해마가 담당하며 50살을 넘으면 해마의 기능이 떨어진다. 나이가 들수록 옛날 일은 잘 기억하는데 최근 일은 잘 기억하지 못하는 것은 해마가 늙었기 때문이다.

사람의 뇌는 20대 후반에서 30살까지 가장 무겁고 그 후 점점 줄어들며 50대를 지나면 빠르게 줄어든다. 뇌의 혈액흐름이 나빠져서 신경세포가 죽기 때문이다. 주로 전두엽과 해마 측두엽이 빠르게 줄면서 기억력이 나빠진다. 나이를 먹으면 해마와 그 주변의 신경원섬유가 변하며, 신경세포에 덩어리가 생겨서 딱딱하게 된다. 이것도 기억력을 나쁘게 한다.

의식 집중에 5초 이상 쓰지 않는 사람도 많은데, 기억하고 싶은 것은 20초 내지 30초 집중해야 한다. 의식을 20초 이상 집중시키면 뇌신경세포가 작용하여 새로운 기억회로가 생기기 때문이다.

(12) 뇌파

뇌파는 신경계에서 뇌신경 사이에 신호가 전달될 때 생기는 전기흐름으로 심신상태에 따라 다르다. 뇌파에는 다음과 같은 것이 있다.

알파(α)파

8~13 Hz로 몸과 마음이 쉬고 있을 때의 안정파장으로 명상파라고도 하며 근육이 풀리고 마음이 편안하며 의식이 집중되는 상태이다. 즉, 건강하고 스트레스가 없는 상태이다.

베타(β)파

14~30 Hz로 스트레스파라고도 한다. 불안, 긴장 등의 활동파로 의식이 깨어있을 때의 파장인데 계속되면 혼돈에 이르고 초조해지며 학습효율도 저하되므로 스트레스를 없애서 파장을 감소시켜야 한다.

감마(γ)파

30 Hz 이상으로 극도의 각성과 흥분시 발생한다.

델타(δ)파

0.2~4 Hz로 수면파라고도 하며 깊이 잠든 상태에서 나오는 것으로 성장 호르몬을 많이 만든다.

세타(θ)파

4~8 Hz로 졸음파라고도 하며 잠에 들 때 통과하는 뇌파이며 깨어 있

을 때와 꿈의 경계상태이다. 꿈을 많이 꾼다.

갓난아기는 델타파가 나오며, 크면서 파장이 늘어서 유아기 말에 세타파가 되어 운동, 감각, 정신 기능이 크게 발달한다.

(13) 뇌이식은 가능한가?

의학의 발달로 심장, 간장, 신장 등은 이식할 수 있게 되었지만 뇌는 이식할 수 없다. 이식할 수 있는 것은 잘라서 밖으로 꺼내 놓아도 스스로 움직이는 심장 같은 기관만 가능하다.

뇌를 이식하기 위해 뇌신경세포를 자르면 해당 뇌신경세포는 물론 연결된 뇌신경세포까지 죽어버린다. 말초신경은 신경섬유다발이기 때문에 수술로 이어 붙일 수 있지만 신경세포는 매우 가늘고 증식력이 약하며, 140억 개나 복잡하게 조합되어 있어서 불가능하다. 뇌를 이식해 다른 사람이 된다는 것은 공상과학에서나 가능한 이야기이다.

뇌 이식이 가능하다면 머리를 잘라서 다른 사람 몸에 붙일 수 있을 것이다. 그래서 얼굴은 예쁜 데 몸매가 받쳐주지 않는 사람을 못생겼지만 멋있는 몸매를 가진 사람에게 이식하여 지상최대의 미인을 탄생시킬 수도 있을 것이다. 그렇게 되면 사람을 잡아서 몸을 통째로 밀매하는 조직이 성행할지도 모른다.

(14) 인공뇌

인공뇌를 만드는 것은 어렵다. 뇌에는 140억 개나 되는 뇌신경세포와 뇌신경세포끼리의 연결망이 있는 데 이것을 만드는 것은 거의 불가능하기 때문이다.

컴퓨터로 사람의 뇌와 같은 작용을 하도록 연구하는 것을 인공지능이라고 한다. 인공지능은 컴퓨터 공학 및 정보기술 분야에서 사람의 고도의 지적 능력인 학습추론, 지각, 언어이해 등의 능력을 컴퓨터 프로그램으로 실현하고자 하는 기술이다. 이 기술을 통해 현재 많은 분야에서 자동화가 이루어졌고 로봇을 만들고 있는 등, 계속 발전하고 있지만 사람의 감정 등 섬세한 정서는 표현할 수 없다.

(15) 뇌는 소우주

과학의 발달로 슈퍼컴퓨터가 생기고 우주탐험을 하는 등 모든 것을 과학으로 해결할 수 있다고 생각하는 사람들이 많다. 그러나 현재의 과학이란 매우 유치하여 바닷가에서 조약돌 하나 줍는 수준에 지나지 않는다. 그래서 탄소, 수소, 산소 등의 무기물에서 가장 작은 하등 미생물도 만들어내지 못하고 있으며, 생물은 어째서 늙어 죽어야 하는지도 밝히지 못하고 있다. 사람의 뇌도 아직 밝혀지지 않은 점이 너무 많다. 사람의 뇌는 우주에서 가장 복잡하기 때문이다.

(16) 꿈을 꾸는 이유

사람이 꿈을 꾸는 것은 대뇌신피질에 새겨진 기억이 재생되는 것이라는 설, 기억의 재생뿐 아니라 꿈을 정착시키기 위해서라는 설, 기억을 지우기 위해서라는 설 등이 있다. 세 번째 설은 렘 수면시 대뇌신피질에 새겨진 여분의 잘못된 기억을 없애기 위해서라고 한다.

(17) 뇌의 생체시계

사람은 아침 7시에 일어나서 저녁 10시에 자는 24시간 주기 리듬을 가지고 있는데 이는 지구의 자전에 맞추어진 것이다. 그러나 원래의 생활 리듬은 25시간 주기이다.

사람의 활동, 잠, 몸의 온도변화 등은 빛이나 온도 등의 변화가 없어도 주기성이 있다. 자는 것과 깨어 있는 주기는 25시간이지만 몸의 시계가 24시간으로 조절해 준다.

몸의 시계는 뇌의 시상하부에 있는 시교차상핵으로 빛을 느껴서 시간을 조절한다. 시각정보는 송과체로 전달되어 멜라토닌이라는 신경전달물질이 분비된다. 세포로 운반된 멜라토닌은 여러 기관에게 시각을 알려서 아침이면 아침의 활동을, 밤이면 밤의 활동을 하게 한다.

멜라토닌은 시계 호르몬으로 밤에 만들어진다.

(18) 식물에게 뇌가 없는 이유

식물은 뇌가 없다. 식물은 한 자리에서 빛과 물, 공기를 원료로 에너지를 합성하므로 먹이를 구하러 돌아다닐 필요가 없기 때문이다. 그러나 동물은 스스로 에너지를 만들 수 없기 때문에 돌아다니며 먹이를 찾아야 한다. 따라서 움직이기 위한 근육이 필요하고, 이 근육을 움직이기 위한 신경이 필요하다.

몸의 신경이 작용하기 위해서는 총괄하는 사령부가 필요하므로 뇌가 생겼다. 즉, 뇌는 동물이 살아가기 위해 필요한 것이다.

그 중 사람의 뇌가 가장 발달한 것은 동물들 중에서 먹이를 얻는 방법이 가장 우수하기 때문이다.

(19) 아기가 걷지도 말하지도 못하는 상태로 태어나는 이유

사람이 어른이 되려면 오래 걸린다. 걷기 시작하려면 1년, 말하기 시작하려면 3년, 자립하는 데는 무려 20년이 필요하다. 그러나 말이나 소는 태어나자마자 걸으며 망아지는 몇 시간 후에는 뛰어다닌다. 사람이 1년 이상 걸리는 것을 몇 시간에 해 내는 것이다. 이는 말과 소의 뇌가 거의 완성된 상태로 태어나기 때문이다.

그러나 사람 아기의 뇌는 발달하지 않은 상태로 태어난다. 이는 천천히 키워도 되기 때문이다. 망아지가 태어나자마자 달릴 수 없으면 사자나 하이에나에게 잡혀먹지만 사람 아기는 그런 위험성이 없기 때문에 뇌가 발달하지 않은 상태로 태어난다. 뇌가 너무 발달하면 머리가 커지므로 산모가 출산하기 어렵기 때문이기도 하다. 그래서 아기 머리는 어머니 뱃속에서는 출산할 수 있을 정도만 커지고, 나머지는 태어나서 크는 것이다.

(20) 아기의 말 배우기

금방 태어난 아기는 말을 하지 못하지만 성장하면서 말을 하게 된다. 만 1살에 다섯 가지, 1년 6개월에 40가지, 만 두 살에 260가지, 만 세살에 800가지, 만 네 살에 1,600가지, 만 다섯 살에 2,400가지, 만 여섯 살에 3,200가지의 말을 하게 된다.

(21) 나이 들수록 무감동 - 도파민

신경전달물질인 도파민이 부족하면 감정이 잘 일어나지 않고, 몸도 잘 움직이지 않는 파킨슨씨병이 된다. 반면 너무 많으면 감정이 지나쳐서 정신분열증이 된다. 세계 헤비급 챔피언이었던 무하마드 알리는 시합 중 뇌에 타격을 입어 파킨슨씨병에 걸렸다.

도파민은 신경세포의 수용체가 받아야 작용하는데 수용체는 사춘기인 16살 정도에 가장 많다. 그래서 이때는 젓가락이 굴러도 우습고, 가랑잎이 떨어져도 슬프고, 아무것도 아닌 일로 삐치기도 한다. 도파민 수용체가 많기 때문이다.

도파민은 39살쯤 되면 16살 때의 반으로 떨어져서 감동도 적어지고 동작도 둔해진다.

나이 들수록 감각계도 늙어서 감각이 떨어진다. 예를 들어, 미각세포가 줄어들어서 맛에 대한 느낌이 떨어지므로 노인들은 진한 곰탕 등을 찾으며 짠맛에 대한 감각이 가장 떨어져서 짠 것을 많이 찾는다.

청각은 30살을 넘으면서 천천히 떨어져서 65살이 되면 30~40%가 청각장애가 되는데, 고음 쪽이 많이 떨어지고 저음 쪽은 크게 떨어지지 않는다.

(22) 노인 치매

스무 살을 넘기면 뇌의 신경세포가 노화되기 시작한다.

나이를 먹고 머리를 사용하지 않으면 신경세포를 연결하고 있는 수상돌기가 없어지거나 짧아져서 정보를 전달하지 못하므로 생각과 기억이 잘 나지 않으며 이것이 치매를 일으킨다.

40살을 넘으면 신경세포 연결망도 파괴되고 신경세포가 죽는 속도도 빨라져서 뇌가 줄어든다. 줄어드는 부분은 연수 등의 생명유지에 관계하는 부분이 아니라 주로 대뇌피질 등 지적 활동에 관계되는 곳이다. 신경세포 연결망이 파괴되거나 녹슬면 치매가 된다.

(23) 노화방지 뇌 물질과 호르몬

산소는 세포를 노화시키고 뇌도 노화시키므로 산화를 방지해야 노화를 방지할 수 있다.

세포의 산화를 방지하는 멜라토닌은 만 8살에 가장 많이 나오고 10살 이후에는 나오지 않는다. 그 후에는 비타민 C, 비타민 E, 베타카로틴 등의 산화방지제를 섭취하므로 만들 필요가 없기 때문이다.

성호르몬은 노화를 방지하여 젊어지게 하지만 나이를 먹으면 줄어든다. 원기가 부족한 노인이 호르몬인 데히드로에피안드로겐을 섭취하면 피부가 젊어지고, 장기기능도 활성화되며, 기력이 충만해진다. 그래서 성호르몬 주사를 맞는 사람들도 많다.

청소년의 경우 여드름 치료가 잘 되지 않을 때 여성 호르몬을 주사하면 여드름이 없어지는 경우가 많다.

(24) 뇌사

뇌사는 몸만 살아있고 뇌는 죽어 있는 상태로 자발호흡과 뇌간반사가 없고, 뇌파가 평탄하며, 깊은 수면이 6시간 계속되는 상태이다. 그러나 심장은 뛰고 있으므로 소생할 가능성이 전혀 없는 것은 아니다. 현대의학이 사람의 모든 것을 다 알고 모든 병을 고칠 수 있는 것은 아니다. 뇌사환자는 현대 의학이 모르는 정신활동을 하고 있을 뿐인지도 모른다.

심장이 뛰고 있는 사람을 죽었다고 판단을 내리는 것은 윤리성에도 문제가 있다. 뇌사로 판정되었던 사람 중에도 살아난 사람이 있기 때문이다.

뇌사를 인정해야 한다고 주장하는 사람들은 의학을 앞세운, 주로 장기이식 때문에 사람을 상품화하려는 사람들이 많다.

(25) 뇌졸중(중풍)

동맥이 막혀서 가늘어지면 혈압이 높아지는데, 뇌로 가는 혈액의 압력이 높아지면 뇌 안으로 피가 터져서 뇌출혈이 되거나 뇌졸중(중풍)이 되기 쉽다.

뇌졸중이 오른쪽 뇌에서 생기면 왼쪽 반신이 마비되고 공간인식이 떨어져서 충동적인 행동을 하고 동작에 관한 기억장애도 생긴다. 반대로 왼쪽 뇌에서 생기면 오른쪽 반신이 마비되고 언어장애가 일어나며 동작이 어설퍼지고 판단력과 기억이 떨어진다.

(26) 마약, 각성제, 신나, 본드

뇌변연계의 측좌핵에서 신경전달 물질인 도파민을 분비, 쾌락을 일으키고 약물이나 마약은 도파민을 분비시킨다. 뇌에는 도파민 분비를 억제하는 감마아미노부티르산이 있다. 마약은 이것을 억제하고 도파민을 많이 분비시켜서 쾌감을 느끼게 한다. 도파민은 마약인 코카인과 약물인 암페타민 못지 않게 쾌감을 준다.

각성제는 도파민 자리에 파고들어 도파민을 과잉 분비시켜서 정신분열증이 나타나게 한다. 각성이란 완전히 깨어 있거나 주의력을 갖도록 대뇌피질을 자극하는 것을 말한다.

신나(thinner, 도료희석용 유기용제)나 본드(bond, 접착제, 주로 플라스틱을 유기용제로 녹인 것)의 유기용매도 비슷한 작용을 한다. 그래서 쾌감을 얻고자 하는 이들이 이를 사다가 기화한 증기를 흡입하는 경우도 있다.

(27) 뇌도 자야 한다

잠을 자면 몸은 쉬지만 뇌는 활동한다. 수면에는 렘수면과 비렘수면이 있다. 렘수면시에는 뇌가 약간 활동하며 안구가 급속히 움직인다. 그래서 급속안구운동(rapid eye movement)이라고 하며 줄여서 렘(REM)수면이라고 한다. 비렘수면은 급속 안구운동을 하지 않고 몸과 뇌 모두 쉬는 때이다.

렘수면과 비렘수면은 90분 간격으로 되풀이되며 아침에 가까울수록 비렘수면이 줄면서 깨기 쉬워진다. 비렘수면 때는 일어나기 힘들다.

뇌는 낮에는 노르아드레날린, 도파민, 세로토닌 등의 신경전달물질을 만들어서 외부자극에 빠르게 반응할 수 있게 한다. 만약 깨어 있을 때 너무 많이 사용하여 부족해지면 뇌는 피로감을 느끼면서 잠을 자면서 다시 만들고자 한다.

잘 때 성장호르몬도 분비하여 세포를 만들거나 상처를 낫게 한다. 잠이 모자라면 성장호르몬이 모자라서 피부가 거칠어진다.

스트레스를 받으면 뇌는 최면작용을 하는 엔돌핀을 분비시켜 잠이 들게 하면서 몸을 보호한다. 그러므로 졸릴 때는 자는 것이 좋다. 잘 때는 성장호르몬이 분비되어 뇌 내 연결망을 만들기 때문이다.

(28) 자지 못하는 뇌

잠자지 않은 최고 기록으로 측정된 것은 미국은 264시간(11일간), 일본은 101시간(약 4일)이다.

일본의 경우 2일째까지는 정상이었으나 3일째부터는 일어나지 못하고,

사고력, 판단력, 주의력, 집중력이 떨어지며 착각과 환각도 생겼다. 심장, 폐, 위장 등에는 이상이 없었다.

그래서 뇌의 신경세포를 쉬게 해야 한다. 오래 잠을 못자면 눈을 뜨고 있어도 마이크로슬립이라는 수면뇌파가 잠시 나타난다. 즉, 깨어 있어도 자는 상태가 된다. 이런 상태에서는 공부가 되지 않으므로 졸리면 자는 것이 좋다.

4

모성접촉

(1) 애정 및 자극 결핍에 의한 시설증

자극이 있으면 자극과 정보를 받고 보내고 연결하는 신경섬유의 연결망 회로가 많아져서 머리가 좋아진다. 자극이 없어 사용하지 않는 신경섬유는 없어지므로 머리가 나빠진다.

자극은 생활환경과 육아환경에 영향을 받는다. 그래서 어머니의 보살핌이 부족한 아이나 유치원이나 보육원에서 사람손이나 장난감이 모자라서 자극을 제대로 받지 못한 아이는 표정이 부족하고 소극적이며 지능발달이 늦어지고 심하면 정신박약아 같이 된다. 이것을 시설증이라고 한다.

고아원에서 아기에게 풍족한 밥을 주어도 안거나 쓰다듬거나 말을 해주거나 하는 애정이 없으면 굶긴 것과 같은 증상을 나타내며 심하면 죽기도 한다. 그러나 애정과 보살핌을 받으면 정상으로 되돌아온다.

우리나라 고아원에서의 일이다. 자식을 잃은 정신이상 여인이 고아원의 아기들을 자기 아이로 생각하고 자주 업어주곤 하였는데, 이 여인이 죽은 후 유아 사망률이 높아졌다고 한다. 모성접촉이 없어졌기 때문이다.

뇌는 자극이 있어야 발달한다. 심지어 쥐도 자극을 많이 받으면 머리가 좋아진다.

(2) 아기는 어머니 품에서 젖을 먹어야 뇌가 발달한다

아기는 어머니가 안고 젖을 먹이면서 키워야 뇌가 발달한다.

같이 태어난 원숭이 새끼 중 한 마리는 어미 품에서 젖을 물려 키우고 다른 한 마리는 어미 없이 혼자 키웠다. 6개월 후 어미 품에서 큰 새끼 원숭이의 뇌는 잘 발달하지만 혼자 큰 새끼 원숭이는 뇌가 발달하지 않고 자폐적이 되어 무리에서 생활하지 못하였다.

미국에서 벙어리 소녀가 아기를 배자 부모가 딸을 지하실에 가두었다. 이 소녀는 지하실에서 아기를 낳고 기르다가 6년 후 경찰에 구조되었는데, 이때 아기는 구루병에 걸려 있었고 말도 하지 못하였다. 그러나 2년 후에는 병도 낫고 보통 어린이와 같이 말도 하게 되었다. 뇌는 4살이면 완성되므로 상식적으로는 이미 굳어져서 말을 배울 수 없어야 하지만 어머니가 아기를 품에 안고 젖을 물려서 키웠기 때문에 뇌가 발달하여 말을 배울 수 있었던 것이다.

독일의 왕 프레데릭 2세는 아무 말도 걸지 않고 키운 아기가 어떻게 되는가를 실험하기 위해 유모와 양모에게 젖도 물리고 목욕은 시키되 말은 걸지 못하게 하였다. 나중에 어떤 말을 하게 되는가 알아보기 싶어서였다. 그러나 아기는 어머니와 아무 접촉을 하지 못해 모두 죽어버렸다.

아기는 피부로부터의 접촉이 없으면 근육이 움직이지 않고, 원기 있게 활동할 수 없게 되어 뇌뿐 아니라 몸도 약해져서 사망률이 높아진다. 이처럼 아기는 안고 업어주고 얼러주고 젖을 물려주어야 한다. 그러나 가슴의 미용을 위해 아기를 분유로 키우고 접촉을 하지 않는 젊은 어머니가 늘어나고 있어 매우 안타깝다.

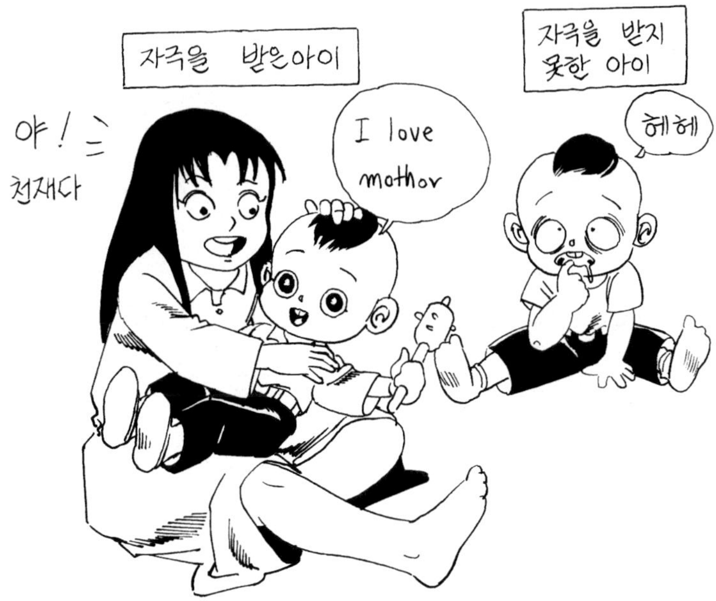

(3) 애정과 영양결핍은 뇌의 발달을 저해한다

유아의 뇌를 발달시키기 위해서는 손을 잡거나, 안아서 어르거나, 말을 하거나, 놀거나, 놀라거나, 먹거나, 서로 쳐다보거나 해 주어야 한다. 이러한 자극을 받지 못하면 무감동, 무관심, 내성적이 되고, 화내고, 흥분하고, 공격적이고, 반항적이 된다. 자극이 없으면 뇌장애 비슷한 과잉행동장애와 운동장애, 감각장애도 생긴다.

멍하고, 무감동한 영양불량아는 돌보는 사람에게 무엇을 해 달라는 신호를 보내지 못하기 때문에 돌보는 사람이 단념하고 말아서 자극을 받지 못한다. 영양실조가 계속되면 아이는 잘 움직이지 않고 울지 않아서 어머니나 환경에 대해서 어떤 요구를 하지 못한다. 이에 따라 관심을 받지 못하고 필요한 자극을 얻지 못하는 악순환이 계속된다. 이런 경우 뇌 발달에 필요한 안거나, 말을 걸거나, 쓰다듬어 주는 것이 줄어들므로 사태는 더욱 악화된다.

애정을 받지 못하거나, 제대로 돌보는 사람이 없거나, 마음의 상처를 받거나 스트레스를 받은 아이는 음식을 제대로 먹어도 몸과 마음과 머리가 성장하지 못한다. 아기를 잘 쓰다듬어 준다든지 하면서 보살펴 주면 정서가 안정되어 몸무게가 늘고 키도 크기 시작한다. 아동의 뇌와 몸을 성장시키는 데는 애정과 보살핌이 중요한 것이다.

그러나 자극이 지나쳐도 먹지 않거나 성장호르몬이 나오지 않아서 음식을 많이 먹어도 영양부족이 되므로 자극을 잘 조절하여 적절하게 해 주어야 한다.

5

머리를 좋게 하는 씹기와 먹는 방법

(1) 씹기와 뇌자극

씹는 운동은 뇌의 혈액을 잘 순환시켜 대사를 활발하게 한다. 그래서 음식을 씹지 않고 삼키면 뇌에 자극을 주지 못하고 위에도 나쁘다.

씹으면 음식과 타액이 섞여서 빚어내는 맛이 오감을 자극하여 뇌에 신호를 보낸다. 음식을 먹는 데는 냄새와 색, 모양 때문에 미각과 시각도 자극되기 때문이다.

씹으면 소화관 호르몬이 분비되어 시상하부와 기억을 담당하는 해마를 자극하여 기억력을 높여준다. 그래서 음식을 맛있게 잘 씹어 먹는 사람은 치매에 잘 걸리지 않으며 이가 나쁜 노인은 치매에 걸리기 쉽다.

씹는 자극은 뇌를 발달시키며 어릴수록 영향이 크다. 입은 가장 민감한 감각기관으로 태아에게 가장 먼저 발생하는 데 먹어야 살기 때문이다.

음식의 맛과 접촉감의 자극은 뇌로 가며 맛있을수록, 잘 씹을수록 자극이 풍부해져서 뇌를 발달시킨다.

감각자극은 뇌의 쾌감물질을 분비시켜서 먹은 후 만족감이 생긴다. 그

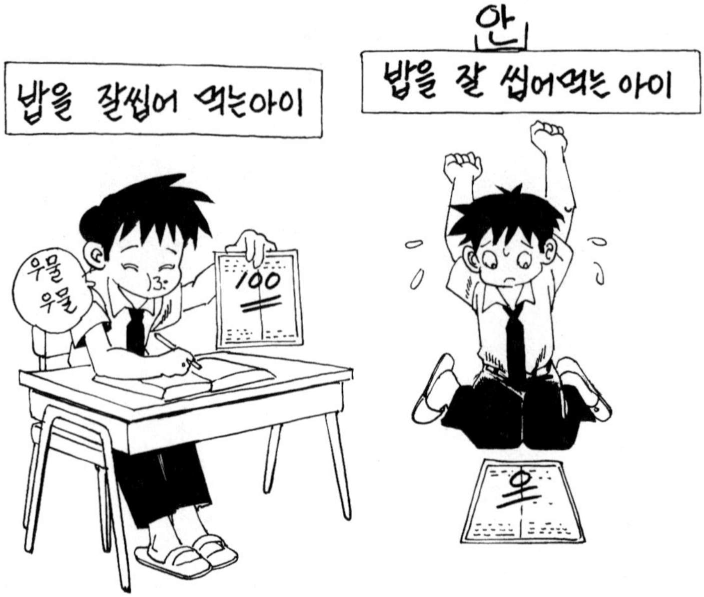

래서 씹으면 정서가 안정되고 씹지 않으면 욕구불만상태가 된다. 씹기에 대한 욕구불만이 생기면 유아 등은 손가락 빨기, 손톱 깨물기 등으로, 어른들은 볼펜 빨기나 씹기, 수다 떨기, 오래 전화하기, 탐식 등을 통하여 입을 사용해 욕구를 해소하고자 한다.

유아기의 정서는 입안의 감각으로도 안정되어 잘 씹으면 마음이 안정된다. 비행 문제아는 잘 씹지 않고 빨리 삼키는 경우가 많으며, 그래서 마음이 안정되어 있지 않은 경우가 많다.

(2) 씹기와 IQ

연한 먹이로 키운 쥐는 딱딱한 먹이로 키운 쥐보다 학습력이 떨어진다. 한쪽 이빨만 남긴 쥐는 이빨이 없는 쪽의 뇌 발육이 저하되었다는 보고도 있다. 일본의 경우 만 4~5살의 유치원생의 깨무는 힘이 강한 아이의 시험점수가 높았다고 한다. 부드러운 먹이만 먹인 쥐와 딱딱한 먹이를 먹인 쥐에게 미로를 찾게 하면 딱딱한 먹이를 먹은 쥐가 더 잘 찾는다.

김치나 나물, 시래깃국을 먹지 않고, 햄버거, 소시지, 자장면 등 부드러운 것만 먹는 아이는 머리가 나빠지고 퇴화한다.

(3) 씹기가 얼굴형을 만든다

사람은 음식을 오래 씹어서 잘게 부수어 삼키기 위해 치아가 작고 반듯하다. 희로애락의 감정은 눈, 코, 입, 볼, 이마로 나타나서 웃고 울고 찡그리고 화를 내는 데 입술, 혀, 이, 잇몸, 위턱, 아래턱 등이 다량의 정보를 뇌에 보내거나 받는다. 즉, 뇌는 몸과 얼굴에서 보내는 정보를 받는 데 절반이 얼굴의 입을 중심으로 한다.

그래서 씹기가 주축인 입과 입을 중심으로 하는 표정이 중심이 되어 뇌를 자극하여 활발하게 움직인다.

(4) 필요한 음식의 섭취 비율에 맞추어져 있는 치아의 수

사람은 음식을 평균 8~9회 씹으며 4~5회 씹는 사람도 있다. 암이나 당뇨병 등의 질병을 예방하는 데는 30회 정도 씹는 것이 좋다.

영양적으로 음식은 곡류(전분) 3, 고기 1, 채소 1의 비율로 섭취하는 것이 좋다. 즉, 탄수화물 61.3%, 단백질 12.8%, 채소 12.8%의 비율이다. 나머지 13.1%는 다른 성분이다. 사람의 이는 이 비율에 맞추어져 있다. 송곳니는 육류를 씹는 역할을 하는 데 치아의 12%, 어금니는 곡류를 곱

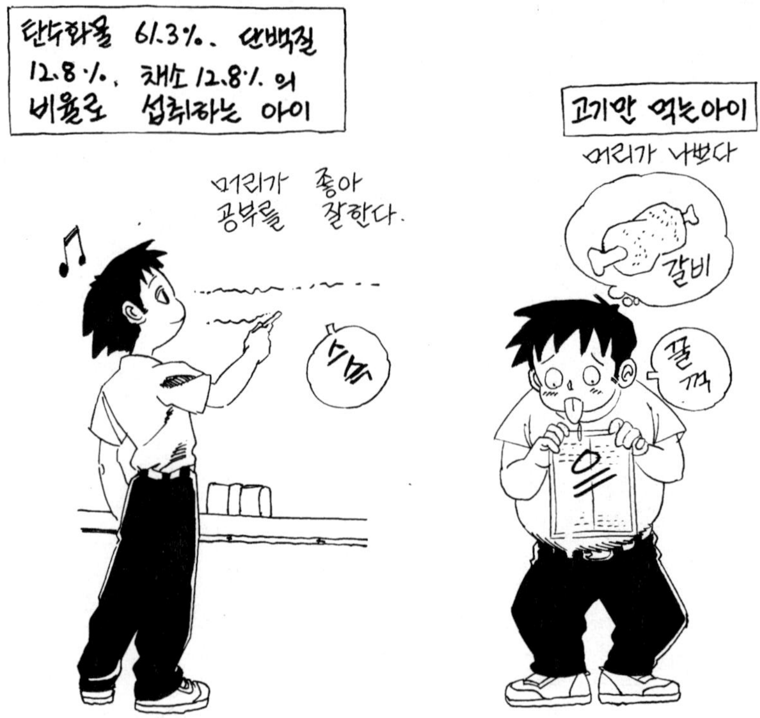
탄수화물 61.3%. 단백질 12.8%. 채소 12.8%의 비율로 섭취하는 아이
머리가 좋아 공부를 잘한다.
고기만 먹는아이
머리가 나쁘다
갈비
꿀꺽

게 씹는 역할을 하는데 데 치아의 62.5%를 차지한다. 이것을 정리하면 다음과 같다.

- 사람이 필요로 하는 곡류는 음식 전체의 61.3%
- 사람이 필요로 하는 육류는 음식 전체의 12.8%
- 곡류를 씹기 위한 어금니는 치아 전체의 62.5%
- 고기를 씹기 위한 송곳니는 치아 전체의 12%

이와 같이 이의 용도별 씹기와 필요한 영양분의 섭취가 일치한다. 곡류 섭취 비율과 곡류용 치아의 비중이 큰 것은 에너지인 포도당을 곡물로부터 섭취하기 때문이다.

(5) 아침밥 씹기와 등교의 타이밍

잘 씹어 먹으면 표피생장인자와 신경성장인자가 분비되어 뇌를 활성화시킨다. 호르몬인 섬유아세포 성장인자도 식사 2시간 후 분비되는데 해마에서 기억력과 학습력을 높인다. 이 성분은 분비된 후 24시간 동안 기억력을 높인다. 신경조절인자인 콜레시토키닌도 식후 2시간부터 시상하부와 해마에 작용한다.

즉, 아침밥을 먹어도 호르몬이 바로 작용하여 뇌가 바로 작동하는 것은 아니다. 밥을 먹은 2시간 후에 기억력과 학습력 효과가 나타나는데 학생들이 학교에 도착하면 밥 먹은 후 2시간 정도가 되므로 가장 좋은 결과를 얻는다.

아침밥을 먹지 않고 가면 표피생장인자와 신경조절인자가 분비되지 않아서 몽롱한 상태로 공부를 하게 된다.

(6) 탄수화물과 단백질 섭취비율

단백질은 머리에 좋으므로 많이 섭취해야 한다. 그렇지만 고기가 좋다고 하여 고기만 먹으면 몸과 뇌에 좋지 않다. 즉, 단백질을 탄수화물이나 지방질보다 더 많이 섭취하면 머리가 나빠진다. 당을 많이 먹을수록 학습능력이 높아지고 단백질을 많이 먹을수록 연합능력이 낮아지는데, 섭취음식 중 단백질 함량이 15%일 때 연합능력과 식별능력이 가장 좋다.

성장기의 아이들이 섭취하는 단백질을 칼로리로 계산하면 15%가 되므로 비율을 맞추기 위해 일부러 신경 쓰지 않아도 된다. 뇌영양학적인 면에서 보면 가정요리는 단백질 비율이 매우 우수하다. 그러므로 애들을 천재로 만들겠다고 단백질을 너무 먹이면 해롭다.

6

뇌에 영향을 미치는 섭식방법

(1) 영양결핍은 지능을 저하시킨다

영양이 부족하면 어머니의 자극에 반응하지 못하여 행동이나 학습능력이 나빠진다. 영양이 부족하면 아이의 뇌는 유독물질에 대한 저항성이 약해지고, 비타민이 결핍되면 뇌에 들어 온 독성 물질의 체류시간이 길어지며 뇌에서 배설하기 힘들어져서 머리가 나빠진다.

2살까지 영양이 심하게 부족하면 인식력이 발달하지 못하고 영양실조가 심하면 지능이 낮아진다. 남아프리카에는 굶주리는 어린이가 많은데 영양실조는 몸에만 생기는 것이 아니라 지능장애도 생겨서 IQ가 낮은 아이들이 많다고 한다. 남아프리카에서 생후 10개월에서 3살 사이에 영양이 결핍된 아이들은 머리 둘레도 작고 IQ도 낮은데, 그 후 영양상태가 좋아져도 10년이 지나도 나아지지 않았다.

그러나 영양상태가 좋다가 잠시 결핍된 경우에는 지능이 나빠지는 않았고 3살 이후의 영양실조는 영양실조가 개선되면 지능이 회복되었다.

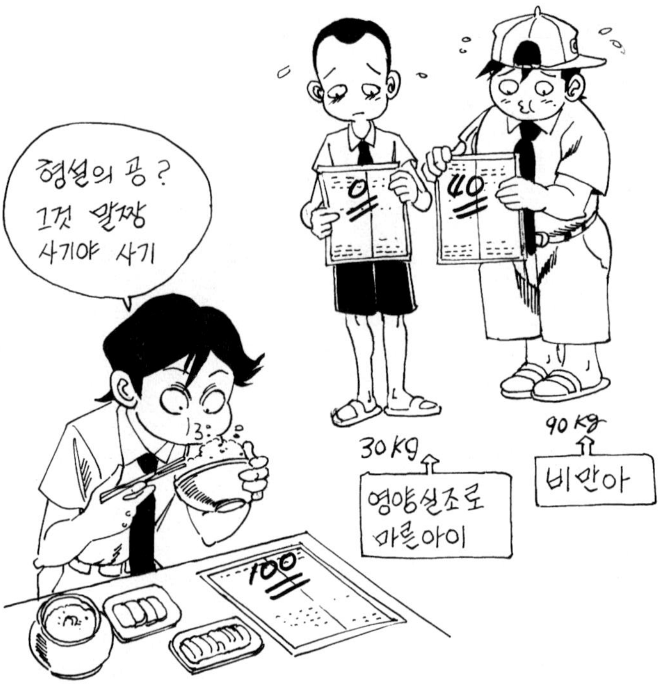

(2) 여성의 만복중추 – 거식증과 과식증

뇌의 작용과 먹는 일은 관련이 크다.

여성은 만복중추와 성욕중추가 하나로 되어 있어서 식욕과 성욕이 서로 영향을 미친다. 그래서 젊은 여성이 어른이 되고 싶지 않거나 성관계를 하고 싶지 않으면 거식증으로 나타나서 성적으로도 균형이 무너지고 식욕도 없어진다. 성욕이 충족되지 않으면 폭식하여 비만이 되는 데 성욕중추의 발동으로 만복중추가 덩달아 공명하여 흥분하기 때문이다.

과식증은 살이 쪄서 보기 흉해지자 남성의 시선을 피하고 도망치고 싶은 심리현상이다.

편도핵이 파괴되면 미각과 취각의 정보가 비정상이 되어 섭식행동에 이상이 생긴다. 그래서 원숭이의 경우 음식과 음식이 아닌 것을 구별하지 못하고 배설물이나 상한 음식을 마구 먹거나 항문을 핥기도 한다.

(3) 배고픈 것을 참으면 배고프지 않게 된다

시상하부의 공복중추는 배를 고프게 하고 만복중추는 배를 부르게 한다. 배가 부르면 소화된 포도당이 동맥으로 밀려가서 정맥보다 혈당이 높아지는데, 만복중추는 이를 통해 배부른 느낌을 만든다. 배가 꺼지면 동맥과 정맥의 혈당 차이가 없어지므로 공복중추는 배고픈 느낌을 준다. 시상하부가 고장 나면 배고픔을 느끼지 못해 먹지 않게 되므로 마른다. 만복중추가 고장 나면 먹어도 먹어도 배가 부르지 않아서 살이 찐다.

배가 매우 고파도 밥 먹을 시간이 지나면 배고프지 않고, 다른 일에 집중해도 배고프지 않는 등 배고픈 것은 오래 지속되지 않는다. 뇌에서 공복중추가 포기하기 때문이다. 사람의 뇌는 한 가지 일에 집중하여 작용하게 되어 있으므로 한 가지 일을 할 수 없다는 것을 알면 간단히 포기하고 다른 일에 집중한다. 그래서 일에 집중하고 있을 때 공복중추가 배가 고프다고 해도 영양분이 들어오지 않으면 공복중추는 기능을 정지하고 일을 계속하기 위한 다른 중추(대뇌 신피질 등)가 다시 활발하게 활동한다.

(4) 요리는 머리를 좋게 한다

뇌 안의 정보는 우동야, 감각야, 감각영합야, 두정연합야를 거쳐서 전두연합야에 모인다. 요리할 때는 전두연합야가 작용하여 어디서부터 시작하

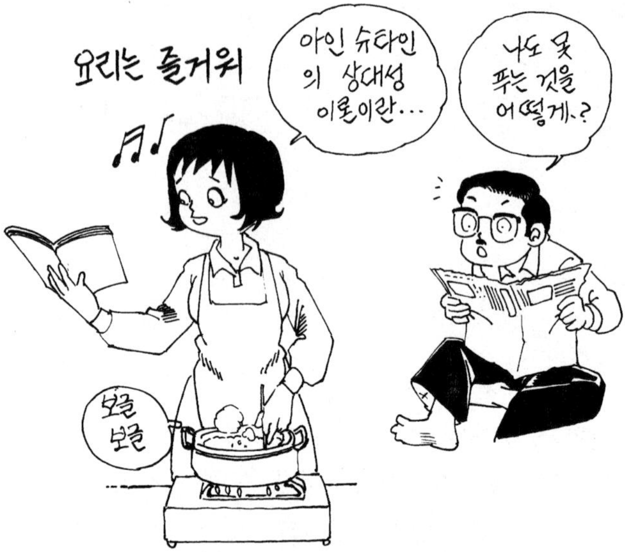
요리는 즐거워
아인 슈타인
의 상대성
이론이란…
나도 못
푸는 것을
어떻게…?
보글
보글

는가, 맛은 어느 정도가 좋은가, 재료는 무엇으로 하는가, 그릇은 무엇을 사용하는가 하는 것을 기억하고 생각한다.

전두연합야는 판단을 내려서 반대 경로로 보내며 악기 연주, 연극 등 표현력을 담당한다. 그래서 감각, 운동, 기능 등이 우수해도 전두연합야가 판단을 잘 해야 머리가 명석하다. 요리를 잘 하는 여자는 전두연합야가 발달하여 총명해진다.

(5) 맛있는 것과 좋은 향기는 뇌를 행복하게 한다

맛있는 것을 먹으면 행복감과 만족감을 느낀다. 기분 좋은 자극에 도파민이 많이 분비되기 때문이다.

잘 씹어 먹으면 타액에 함유된 효소와 면역물질이 소화를 돕고 암 등을 예방한다. 그리고 뇌가 활성화되어 해마를 자극하는 섬유아세포 생장인자가 나와 치매, 비만, 충치를 예방한다.

좋은 냄새를 맡아도 뇌가 활성화되어 작업 능률이 올라가고 안정감을 느낀다. 술을 좋아하는 사람은 술 냄새를 맡으면 눈이 빛난다.

(6) 억지로 먹이면 섭식장애와 스트레스

밥 먹을 때 아이를 심하게 야단치면 부작용이 생긴다.

어머니들은 아이 영양에 대해서 보고 들은 것이 많아서 한 끼라도 안 먹이면 큰일 나는 줄 알고 아이 식사를 철저하게 관리하고, 먹고 싶어 하는 것은 해롭다고 못 먹게 하고, 먹기 싫은 것은 몸에 좋다고 억지로 먹이려 한다. 그러나 먹지 않는다고 때려가면서 입에 음식을 억지로 퍼 넣으면 힘으로는 어머니를 이길 수 없기 때문에 아이는 결국 음식을 먹지 않게 된다.

이러한 방식이 강요되면 애정의 불균형과 스트레스로 인한 영양불량으로 죽는 수도 있다.

(7) 비만은 성적을 떨어뜨린다

운동을 하지 않고 편식을 하면 비만이 되어서 성적을 떨어뜨린다.

뉴욕에서 3~6살까지의 아동 2,000명을 조사한 결과, 비만(표준 몸무게의 120% 이상) 아동은 12% 이상이었다. 초등학교 2학년생의 중·고소득 가정에서 남자 비만 아이는 28.5%, 여자 비만 아이는 33.5%였다. 5학년생과 8학년생 비만아는 30%, 일반 아동은 18.6%, 야윈 아동은 7.1%가 평균성적 이하였다.

비만은 한번 시작되면 평생 지속되는 경우가 많으며, 반은 유아기에 시작된다. 또한 성적 저하를 걱정하면 많이 먹게 되어 비만이 된다.

비만아는 창피하고 불안해서 사람을 피하고 학교 태도가 나빠지거나 출석하지 않게 된다. 그래서 성적이 떨어지고 떨어진 성적 때문에 다시 불안이 겹치는 악순환이 계속된다. 또 친구들로부터 놀림을 당하거나 왕따를 당할 수 있으므로 위험하다.

비만아 중 10~30% 이상은 과식과 운동부족으로 생긴다. TV나 컴퓨터 앞에서 움직이지 않고 지내는 시간이 많아서이다. 비만 자체는 유전이 아니지만 뚱뚱한 사람이 많은 집에 뚱뚱한 자녀가 많이 생기는 원인은 생활형태 때문이다.

비만은 영양상태가 학습이나 행동에 영향을 주긴 하지만 영양이 뇌에 직접 영향을 주는 것이 아니고 사회환경이나 자아상에 따른 간접영향을 준다.

한번 몸무게가 늘면 줄이기가 쉽지 않다. 그러므로 과식을 방지하고 규칙 바른 운동을 하여 몸무게를 조절하는 것이 최선이다.

(8) 아이의 다이어트는 뇌에 해롭다

살을 뺀다고 아이에게 어른 다이어트법을 시키고, 에어로빅 학원에 보내고, 지방질을 모두 없앤 음식과 탈지유만 주면 해롭다.

뇌의 50%는 지방질이며, 해롭다고 알려진 콜레스테롤도 몸에 없어서는 안 되는 필수성분이다. 뇌의 신경세포를 둘러싸고 있는 성분인 미엘린도 지방질인데 사춘기 후반까지 뇌의 신경세포에서 계속 성장한다. 따라서 식사에서 지방질을 모두 없애면 뇌신경세포가 성장하지 못해 뇌가 발달하지 못하므로 만 2~3살까지는 저지방, 또는 탈지우유, 탈지분유를 먹이면 안된다.

(9) 거식증은 뇌에 위험하다

거식증의 원인은 자신이 뚱뚱하다고 생각하는 단순하고 강한 믿음이다.

거식증은 밥을 거절하는 증세로 사춘기 소녀에게 많다. 사춘기 소녀는 몸매가 정상인데도 늘씬하고 말라서 허리가 잘록한 탤런트나 모델을 이상형으로 생각하여 자신이 뚱뚱하다고 생각하는 경향이 있다. 그래서 음식을 먹지 않아 영양실조로 사망하는 경우도 있다.

거식증 환자는 어린 소녀에게 많은데 그 중 5~8%가 사망한다. 그러므로 아이들의 몸무게가 갑자기 줄거나 먹지 않게 되면 빨리 병원에 가보는 것이 좋다. 이러한 아이들은 규제나 간섭이 많은 가정에 많으며 부모가 쉽게 발견하지 못한다.

거식증에는 조울증이 함께 나타나는 일이 많다. 그래서 과잉행동장애, 저활동성, 억울증, 만족감 결여, 피로, 에너지 소실, 집중력 저하, 자살, 사고, 섹스에 대한 흥미 감퇴 등이 생긴다.

(10) 과식증도 뇌에 위험하다

과식증은 음식을 먹기는 하지만 먹은 후 스스로에게 혐오감이 생기는데 원인이 있다.

과식증은 조금 밖에 먹지 않는 증세로 사춘기 소녀에게 많다. 사춘기 소녀들은 날씬한 것을 가치 있게 생각하며 다른 사람과 자신을 필요 이상으로 비교한다. 부모들의 눈을 피하기 위해 먹기는 하지만 보이지 않는 데서 목구멍에 손을 넣어 토한다. 이런 아이들은 여러 방법으로 부모를 속이는데 계속하면 생명이 위험하다.

거식증 환자와 달리 사춘기 과식증 환자는 몸무게와 외견에 이상이 없

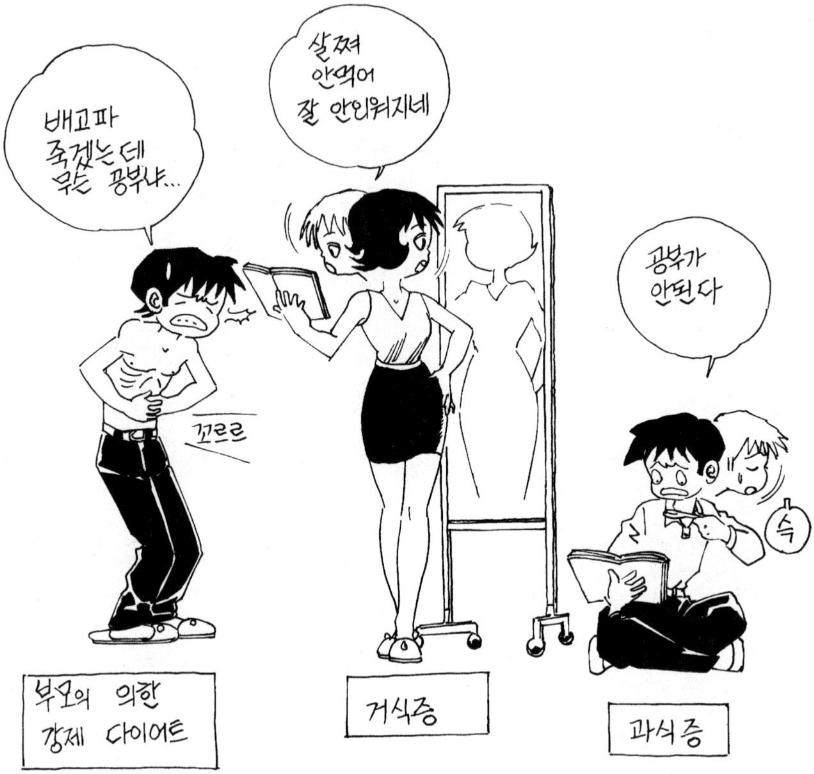
배고파
죽겠는데
무슨 공부냐...
살쪄
안먹어
잘 안외워지네
공부가
안된다
꼬르르
슥
부모의 의한
강제 다이어트
거식증
과식증

으므로 발견하기도 어렵다.

거식증 환자나 과식증 환자는 성적은 높지만 쇠약하게 되어 결국엔 성적이 떨어진다. 과식증은 집에서 처음 떠나 생활하는 대학생에게 많다.

(11) 음식으로 뇌를 조절

음식은 뇌기능을 변화시킨다. 아이의 먹는 법과 먹는 내용을 바꾸면 신념, 사고, 습관 등 뇌 기능이 어느 정도 바뀐다.

섭식장애는 음식에만 의존하면 안되고 신념, 습관, 사고, 신앙도 함께 바꿔 주어야 한다.

영양불량 임신부에게는 단백질, 성장기 취학아동에게는 비타민이나 무기물을 보충하면 정신기능이나 지능을 높일 수 있다. 그러나 한 가지만 너무 많이 주면 뇌에 해롭다. 그래서 애들에게 탄수화물의 섭취량을 증가시키면 그만큼 단백질도 늘여 주어야 한다.

(12) 밥은 가족과 함께

가족은 식사시간이 아니고서는 함께 모일 기회가 없는 경우가 많다. 식사는 가족이나 동료와 함께 하는 것이 즐겁고 맛있다. 혼자서 하는 식사는 정서불안이나 정신적 불균형을 일으킬 가능성이 많다. 그래서 아버지와 어머니가 직장에서 늦게 들어와서 애들과 함께 식사하는 시간이 없는 가정은 가정교육도 잘 되지 않고 아이들의 정서가 불안해지는 경우도 많다.

식사시간에 다정다감한 대화를 주고받는 아이들은 정서적으로 안정되어 공부를 잘 한다. 그래서 결손가정에서 크면 정서가 불안해지는 경우가 많다.

원인이 가정에 있든 아니든 혼자 식사하는 것은 마음의 병을 만든다.

7

영재교육과 음식

머리를 좋게 하려면 몸의 기능향상, 가족관계, 성장과정의 사람관계, 식생활의 영향 등 여러 가지가 함께 어우러져야 한다.

'0살부터의 영재교육', '유아기부터 영어회화' 간판을 내건 곳에 아이들을 보내는 부모가 많지만 어릴 때 영어단어나 회화, 한자를 수천 개 외워도 머리가 좋은 아이가 된다는 보장은 없다. 6살까지는 뇌가 완성되는 시기이므로 영어회화 같은 것보다는 뇌의 형성에 주의를 기울여야 한다. 뇌는 아이들이 먹는 음식의 영양분으로 만들어지는 것이기 때문이다.

(1) 음식과 좋은 머리

뇌는 영양성분을 원료로 만들어지고 영양성분을 소비하여 작용하기 때문에 음식은 뇌의 작용과 마음에 영향을 미친다.

그러나 뇌에 대해서는 기억력 방법이나 공부법 등만 신경 쓰지 먹는 음식을 신경 쓰는 사람은 거의 없다. 학자나 의사 중에도 음식이 아이들의 지능이나 성적과 관계가 있다는 것을 아는 사람은 드물다.

뇌는 음식에 따라 좋은 것은 더욱 좋아지고 나쁜 것은 더욱 나빠진다. 그러나 머리에 좋다고 한 가지 음식만 먹는다고 머리가 좋아지는 것은 아니고, 머리에 좋다는 음식만 먹고 공부를 안해도 성적이 올라가는 것은 아니다. 또한 머리에도 좋고 몸에도 좋은 만능의 음식은 없다. 정상적인 식사를 하면서 최선의 방법을 찾아서 열심히 노력해야 하는 것이다.

그리고 좋다고 하여 아무 것이나 먹으면 안된다. 비타민이 몸에 좋은 것은 사실이지만 정상적인 식사를 하는 사람이 비타민이 부족해 머리가 나빠지는 일은 없다. 정상인이 비타민을 너무 많이 섭취하면 오히려 해롭다. 즉, 정신분열증 약은 분열증 환자가 복용하기 때문에 효과를 보는 것이지 건강인이 섭취하면 정신에 이상이 생기는 것과 같다.

(2) 머리를 좋게 한다는 약과 음식 - 바이블 상법

특정 약이나 식품이 '머리를 좋게 한다', '암을 완치한다', '모든 병을 낫게 한다'고 선전하는 것이 많다. 그러나 한 가지 식품이나 약이 모든 병을 낫게 하거나 영양이 완벽한 것은 없다. 머리를 좋게 하는 특정 음식이나 약이 별도로 존재하는 것도 아니다.

도코사헥사엔산(DHA)이 머리를 좋게 하므로 DHA를 넣었다고 선전하는 식품들이 많으나 DHA만 먹는다고 하여 머리가 좋아지는 것은 아니다. 일본 농림수산성 식품종합연구소의 스즈키 히라미츠라는 연구원이 어민을 위한 수산물 소비촉진책으로 쓴 '생선을 먹으면 머리가 좋아진다'라는 책에서 DHA가 머리에 좋다고 한 것을 여러 책에서 베끼고, 식품업체와 건강식품업체에서 DHA 제품을 팔기 위해 이용하는 것에 지나지 않는다.

일반적으로 책은 지식을 가진 훌륭한 사람만 쓴다고 생각하여 책에 써 있는 것을 진실로 믿는 경향이 크다. 그러나 책은 업체에서 써서 다른 사람의 이름을 내세우거나, 해당 업체에서 연구비를 받은 교수나 연구소 사람이 써 주기도 하며, 업체는 이렇게 쓰인 책을 앞세워 'OOO 교수가 OO식품의 OO성분이 만병통치작용을 하는 것으로 밝히고...' 등으로 선전하는 경우도 많다.

이같이 선전용 책이나 논문을 성서처럼 받들어 선전해 대는 것을 바이블 상법(성경상법)이라 한다. 그러므로 특정 식품이 만병통치작용을 하고, 몸에 더할 수 없이 좋다고 찬양하는 시중의 건강관련 서적은 업자가 만든 바이블 상법 책으로 보아도 좋을 것이다. 더 한심한 것은 시중 건강관련 서적 중에 일본의 바이블 상법 책을 그대로 베낀 것이 많다는 점이다. 머리가 좋아진다는 내용의 책 중에도 일본책을 똑같이 베낀 것이 많다. 그러므로 특정 식품의 좋은 점만을 강조하는 책이나 광고는 믿지 않는 것이 좋다.

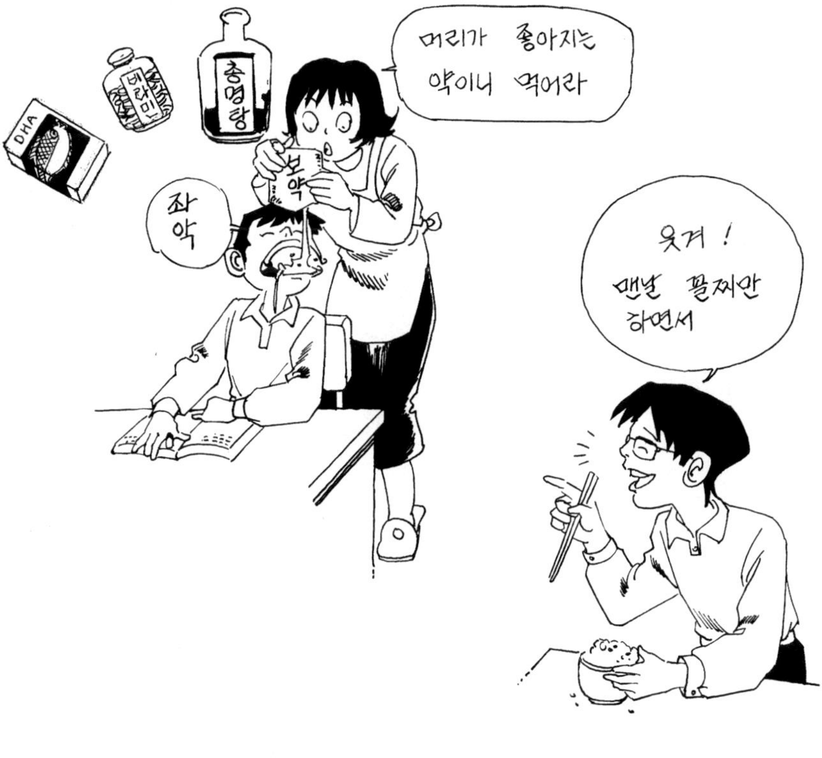
DHA
비타민
총명탕
머리가 좋아지는 약이나 먹어라
보약
좌악
웃겨!
맨날 꼴찌만 하면서

약을 맹신하여 콧물만 나와도 감기약, 밥 먹을 때마다 위장약, 머리가 띵하다고 하여 진통제, 기운이 떨어졌다 하여 비타민을 수시로 먹고, 정력에 좋다고 하여 개소주, 생사탕, 해구신, 웅담 등을 위해 희귀 동식물을 남획하며, 약이 된다면 독이라도 먹는 사람이 많다. 음식도 음식으로서가 아니고 약효가 있다고 먹기 때문에 음식이나 나무, 풀뿌리를 가지고 만병통치약이라고 선전하는 사기꾼들이 판을 치는 것이다.

빈혈이라고 약국에 가서 철분약을 사 먹고, 피곤하다고 드링크제 마시며, 몸에 좋다고 비타민제를 호주머니에 가지고 다니며 먹어대고, 몸이 허하다고 건강원에 가서 이런 것 저런 것을 다려다 놓고 먹는 사람이 많다. 이런 사람들은 어떤 음식이 좋다는 얘기가 나오면 솔깃하여 다 찾아 먹곤 한다. 그러나 영양성분은 음식을 통해 먹는 것이 좋다. 예를 들어, 약으로 파는 칼슘 캡슐보다 채소나 멸치, 우유에 들어있는 칼슘이 더 우수하고 좋은 것이다.

(3) 태아와 신생아의 뇌에 독이 되는 약

태아부터 생후 1살까지는 뇌의 혈액·뇌관문이 영양물질을 충분히 공급받기 위해서 열려 있기 때문에 노폐물이 걸러지지 않고 아무 것이나 안으로 들어간다.

약은 우리가 생각할 때나 약이지 몸에서는 아니다. 몸은 밖에서 들어오는 술, 약, 식품첨가물, 조미료 등을 모두 해로운 독으로 생각하여 간에서 해독 처리한다. 뇌에는 혈액·뇌관문이 있어서 이런 것들이 함부로 들어가지 못하게 한다. 그러나 태아와 1살 이전의 아기들은 혈액·뇌관문이 열려 있어서 이런 것들이 뇌로 들어가서 약도 독으로 작용한다. 그러므로 임산부는 감기약도 먹지 않아야 하며, 1살 이전에 머리를 좋게 한다고 보약을 먹이면 바보가 된다.

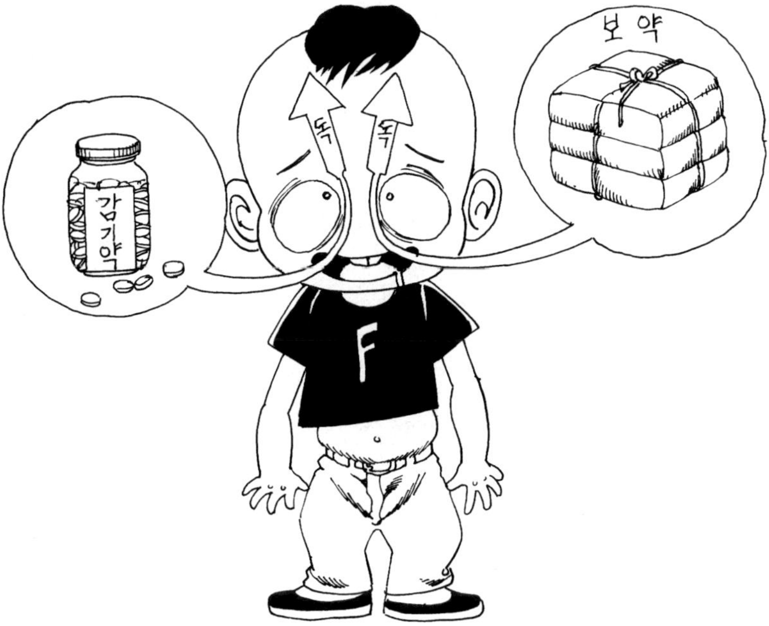

음식물은 임산부의 소화관에서 일차로 걸러지고 태반에서도 걸러져서 태아에게 가므로 해로운 물질이 태아의 뇌까지 도달하기는 힘들다.

(4) 태아와 신생아 머리를 좋게 하는 음식

시중에는 머리에 좋다는 건강식품이나 약들이 범람하고 있다. 이런 것들이 머리를 좋게 한다고 해도 잠깐 먹는 효과가 나타나는 것이 아니라 오랫동안 먹으면서 공부는 공부대로 열심히 해야 효과가 있다. 공부는 하지 않고 머리에 좋다는 것만 먹는다고 하여 시험에 합격하는 것은 아니다. 태아의 머리를 좋게 하는 음식은 따로 있는 것이 아니라 정상정이고 균형잡힌 식사에 있다.

임산부의 열량은 포도당에서 섭취하며 평소보다 증가시켜서 임신 전반기에 2,150 kcal, 후반기에 2,350 kcal를 공급한다. 그러나 당질에서 섭취하는 열량이 너무 많으면 비만, 당뇨, 임신중독증을 일으키기 쉽다. 당질열량이 부족하면 태아의 몸과 뇌 발육이 불량해진다.

지방질은 태아 뇌의 주요 구성성분이다. 지방질은 총열량의 20~25%를 공급하는 것이 좋고 필수지방산을 포함한 다가불포화지방산이 부족하지 않게 한다.

단백질은 태아의 몸과 혈액, 신경전달물질을 만들므로 임산부는 필수아미노산을 골고루 함유한 단백질을 하루 90 g 섭취한다. 칼슘은 뼈와 신경전달물질에 필요하며 하루 1,000 mg을 섭취한다. 철분이 부족하면 임산부는 빈혈을 일으키며 태어난 신생아도 한동안 빈혈을 일으킨다.

비타민은 골고루 충분히 공급한다. 머리에 좋은 비타민은 B복합체($B_1 \cdot B_2 \cdot B_6 \cdot B_{12}$)·비타민 C·비타민 E이므로 많이 섭취시킨다. 그러나 정상적인 균형식을 하면 별도로 섭취할 필요는 없다.

(5) 오른쪽 뇌와 왼쪽 뇌의 영양

▚ 종합영양 개선과 IQ 향상

빈곤한 집 1살 이하의 아이에게 철분, 곡물, 비타민 C를 많이 함유한 과일 주스로 영양을 개선하여 키우면 초등학교 1학년이 된 후 언어성 IQ(언어능력), 비언어성 IQ(도형이나 그림 능력), 시각운동기능(사람의 모습을 그림), 성적 등 모든 면에서 그렇게 키우지 않은 아이보다 뛰어 났다. 그래서 언어성 IQ는 17점이나 높고, 비언어성 IQ는 13점이나 높았으며 공격성 행위도 훨씬 적었다.

뇌가 가장 많이 발달하는 시기에 영양상태를 종합적으로 개선하면 뇌

성장을 최대한으로 촉진시켜, 주위환경으로부터 많은 정보와 자극을 받아들이게 하므로 뇌기능이 촉진된다. 그러므로 IQ가 낮은 아이는 영양을 개선하여 IQ를 높일 수 있다.

3~11살의 오른쪽 뇌와 왼쪽 뇌의 영양향상과 IQ 향상

1살 이전에 영양이 결핍되면 뇌가 발달되지 않고 지능이 낮아지며 평생 개선되지 않지만 뇌의 성장이 끝난 후의 일시적인 영양부족은 지능에 큰 영향을 미치지 않는다. 그러나 오른쪽 뇌는 그렇지 않다.

언어적 능력은 왼쪽 뇌(논리적)가 담당하며 태어난지 3년이면 어른 수준에 이르지만, 오른쪽 뇌는 비언어성 능력(감각적, 공간적, 예술적, 감성적)을 담당하며 11살까지 발달하므로 11살까지 영양이 결핍되면 오른쪽 뇌가 제대로 발달하지 못한다. 그래서 언어성 IQ는 어릴 때 빠르게 발달하고 비언어성 IQ는 정보, 언어, 문화적 환경에 의존하지 않고 사춘기까지 계속 발달한다.

3살 이후 아이에게 종합 비타민제를 1년 동안 복용시킨 후 IQ를 테스트한 결과 주로 비언어성 능력의 IQ가 10점이나 올라갔다고 한다. IQ는 연습해도 1~2점 이상 올라가지 않으므로 이것은 효과가 큰 것이다.

8

스트레스

(1) 스트레스는 뇌에 해롭다

스트레스는 자신이 제어할 수 없는 공포감 때문에 생기며 초기에는 뇌의 활동이 증가하여 주의가 깊어지고, 각성하며, 민첩해지고, 불면증이 생긴다. 심하면 소모증, 우울증, 거식증이 되고 불안과 공포로 공격적이 된다. 그리고 학습장애와 청각장애가 생긴다. 스트레스가 없어져도 공포를 느끼고 얼이 빠져 있는 경우가 많다.

스트레스를 느끼면 신경전달물질을 소모해서 없앤다. 그래서 흥분성 신경전달물질인 노르아드레날린, 도파민, 세로토닌의 대사가 심해진다. 이들은 기분을 고조시켜서 뇌에 부담을 준다.

노르아드레날린은 화를 내게 하는 호르몬이다. 세로토닌이 부족하면 우울증에 걸리고 스트레스를 잘 받는다. 세로토닌은 억제성 신경전달물질이지만 스트레스에서는 흥분성을 나타낸다.

급성 스트레스는 신경전달물질의 균형을 일시적으로 파괴하고, 만성 스트레스는 영구적으로 파괴한다.

(2) 몸에 대한 영향

스트레스가 생기면 맥박과 호흡이 늘고, 싸우거나 뛰기 위해 에너지를 동원하며, 코르티졸과 아드레날린 등의 호르몬이 분비되고, 근육이 긴장하며 두통이 온다. 호르몬과 위액 분비로 오심, 위의 팽만감도 일으킨다.

스트레스는 위의 혈관을 수축시켜 혈액 흐름을 나쁘게 하여 세포를 파괴하거나 위궤양(위벽이 허는 증상)을 일으킨다. 그래서 원숭이를 의자에 묶어 놓고 찬물에 담가놓으면 2시간 후 위의 점막에서 피가 나고 3시간 후 위궤양이 시작된다고 한다.

스트레스는 면역력을 약하게 하여 병에 쉽게 걸리게 하고 치료가 잘 되지 않게 한다. 그래서 기분 나쁜 생각을 30분 동안 계속하면 살균에 대한 저항력이 25%나 떨어진다.

(3) 스트레스의 원인

스트레스는 공포에 대한 정상적인 반응이지만 지나치면 문제가 생긴다. 스트레스 없는 사람은 없으며, 어떤 사람에게는 스트레스가 아닌 것이 다른 사람에게는 스트레스로 작용한다. 그래서 모든 것이 스트레스의 재료가 된다.

시험, 그룹 활동, 교실에 있기, 부모와 다툼, 숙제 등의 일상사가 아이들의 스트레스가 되지만 반드시 해로운 것은 아니며, 이런 과정을 통해 스트레스를 해결하는 능력을 갖추게 된다. 그러나 스트레스가 겹치고, 스트레스를 인식하지 못하거나 잘 대처하지 못하면 두통, 오심, 불면, 짜증, 주의산만, 신경질 등이 나타난다.

유아가 울고, 슬퍼하고, 화내고, 집중이 되지 않는 것은 해야 할 일을 조절할 수 없다는 표시이다. 성장해 가면서 부모, 친구, 유아기에 친했던 주위 사람들을 잃거나 학교나 부모가 요구하는 규율을 지키기 어려운 경우에는 만성적 스트레스가 된다. 부모와 떨어지면 불안해하고 학교를 싫어하게 된다.

만성적인 스트레스는 불안, 우울, 욕구불만 등으로 나타나 성적이 떨어지고 개성이 정상적으로 발달하지 못한다. 아동에게 가정의 학대, 굴욕, 벌은 극단적인 스트레스가 된다. 공부 잘하는 학생도 성적이 떨어지는 것이나 실패를 두려워하면 스트레스가 된다.

스트레스에 민감한 아동은 두통, 악몽, 오줌싸기, 가슴과 몸의 통증, 불

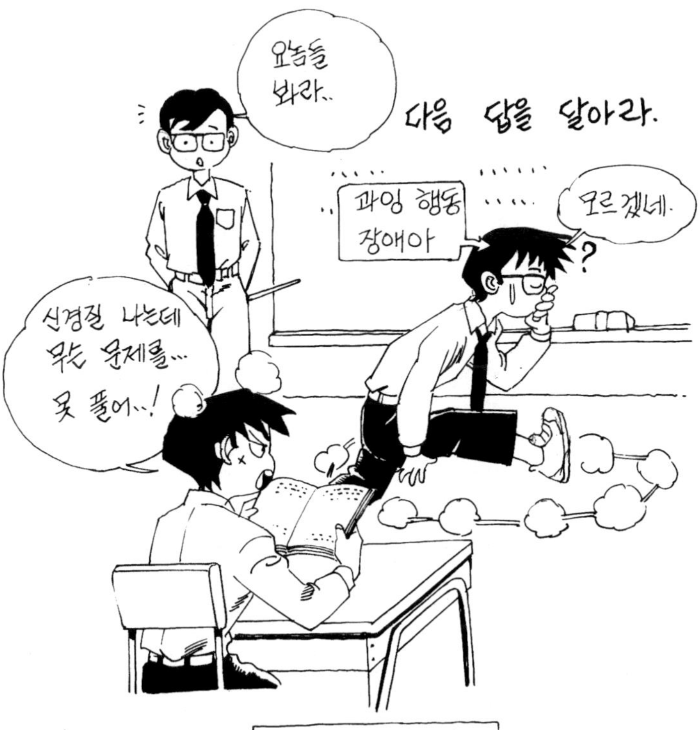
요놈들 봐라..
다음 답을 달아라.
과잉 행동 장애아
모르겠네.
신경질 나는데 무슨 문제를... 못 풀어..!

스트레스 받은아이

면증 등을 나타낸다. 음식을 올바르게 먹으면 스트레스를 어느 정도 막을 수 있으나 원인인 공포감을 없애는 것은 불가능하다.

(4) 과잉행동장애아에 대한 영향

과잉행동장애아에게 심한 스트레스를 가하면 학습하려고 하고 얌전해진다. 따라서 적당한 자극을 가하면 향상되지만 자극이 약하면 더 나빠진다.

중간 정도의 자극은 별 효과가 없으며, 바로 피로해지고 과잉행동장애를 억제할 수 없게 되어 다시 난폭하게 된다. 2~3시간 교실에서 잘 지내기는 하지만 그 후에는 조절할 수 없게 된다.

이런 아동은 집중에 필요한 에너지를 다른 데 써 버리기 때문에 오래 집중하지 못하므로 티로신이 많은 식사를 하게 해야 한다. 티로신은 육류, 생선, 닭고기, 달걀 같은 데 많으며 신경전달물질인 도파민, 노르아드레날린, 아드레날린을 만들어서 과잉행동장애를 억제한다.

(5) 스트레스약

스트레스는 신경전달물질을 과다 사용하여 뇌의 영양소를 부족하여 생긴다. 스트레스약은 신경전달물질을 증가시켜서 우울증과 소모증을 방지한다. 그러나 뇌에 신경전달물질 원료가 부족하면 약을 먹어도 신경전달물질이 바로 바닥나므로 스트레스를 일시적으로 개선시킬 뿐이다.

그러므로 미리 아미노산인 트립토판을 많이 먹으면 복용 횟수가 줄어든다. 음식의 트립토판이 세로토닌이 되는 약의 원료가 되어 스트레스를 없애기 때문이다.

기분전환이 잘 되지 않거나 스트레스가 잘 해소되지 않는 사람은 세로토닌 유사 약을 복용하게 된다. 청소년의 약물남용에 항우울증제를 쓰면 뇌의 세로토닌 양을 증가시켜서 치료된다.

우울증 치료약인 암페타민은 뇌 안의 흥분성 신경전달물질을 사용해 버린다. 쥐에게 암페타민을 자기 주사할 수 있게 하면 중독쥐가 되어 자기 통제를 할 수 없게 된다.

(6) 스트레스를 억제하는 음식

상상하거나, 계산하거나, 꿈을 꾸는 등의 정신활동은 신경전달물질의 작용인데 음식을 재료로 만들어지므로 식사가 정신을 지배한다고 할 수 있다. 스트레스는 신경전달물질을 많이 소모하는데 원료는 아미노산이므로 아미노산을 많이 섭취해야 에너지 부족, 스트레스 후의 우울, 스트레스로 이어지는 초조를 줄일 수 있다.

아미노산을 섭취하면 흡수되어 혈액을 타고 뇌로 간다. 아미노산인 트립토판도 뇌 속으로 들어가야 하는데 다른 아미노산들이 있으면 방해를 받는다. 이때 당이 있으면 트립토판은 다른 아미노산을 물리치고 뇌로 들어가서 세로토닌이 된다.

티로신과 페닐알라닌도 아드레날린, 노르아드레날린, 도파민 같은 신경전달물질이 되는 데 역시 다른 아미노산들이 뇌로 들어가는 것을 방해한다. 이때 인슐린이 다른 아미노산을 쫓아내어 티로신이 많이 들어가게 한다.

그래서 당과 단백질을 함께 섭취해야 인슐린이 분비되어 신경전달물질을 많이 만들 수 있다. 그러므로 과잉행동장애아에게 신경전달물질 치료제를 먹일 때는 당이나 밥을 같이 먹게 하는 것이 좋다.

세로토닌은 아픔, 수면, 정서, 호르몬, 다른 신경전달물질을 제어한다.

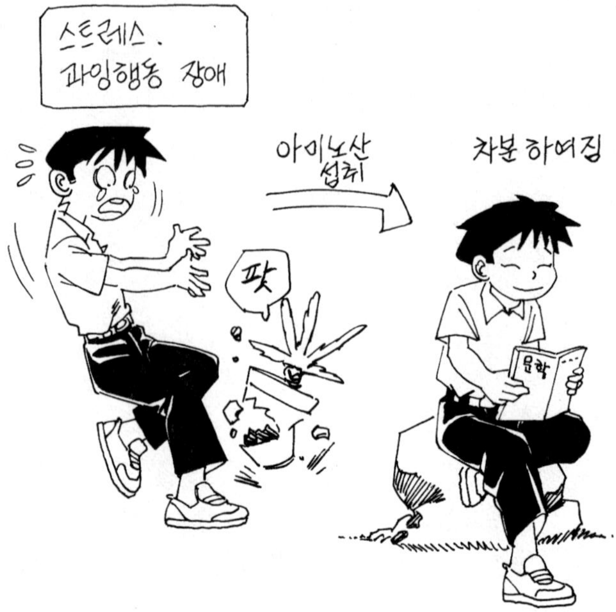

혈당이 높아지면 세로토닌이 먹지 말라는 신호를 보내서 혈당을 일정하게 유지한다.

9

뇌의 에너지원은 포도당뿐

(1) 뇌는 에너지 대식가

뇌는 많은 에너지를 사용하지만 뇌에서 사용되는 에너지원은 포도당뿐이다.

근육과 피부는 몸무게의 52%나 되지만 에너지는 25%를 소비하는 데 지나지 않고, 심장, 간장, 신장의 무게는 뇌의 3배이지만 에너지는 뇌의 2배를 쓰는 데 지나지 않는다. 뇌의 무게는 몸의 2%에 지나지 않지만 에너지 소비량은 몸 전체의 20%를 차지한다. 즉, 몸무게는 50분의 1밖에 되지 않는데 몸의 5분의 1이나 되는 에너지를 쓰고 있는 것이다.

뇌의 에너지 소비량은 하루 500 cal인데 와트로 환산하면 약 20~25 W로 형광등 하나를 밝힐 수 있는 정도이다.

포도당이 에너지로 바뀌려면 많은 산소가 필요하다, 뇌에는 1분에 약 750 ml의 혈액이 공급되는 데 몸 전체사용량의 20%가 되고 산소도 20%나 소비하고 있다. 뇌에 저장되어 있는 포도당은 40초, 산소는 10초 밖에

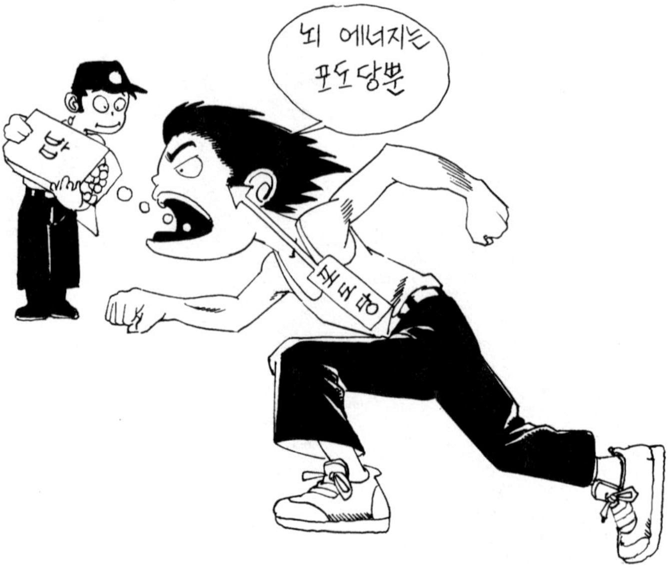

사용할 수 없으므로 뇌에 혈액이나 산소가 공급되지 않으면 혼수상태가 되고 살아나도 후유증이 심하다. 뇌에 혈당(포도당)이 공급되지 않으면 뇌가 작용하지 못하며 뇌로 가는 혈액을 3분 정도 정지시키면 혈당공급이 끊겨서 신경세포가 변성, 즉 죽어서 재생되지 못한다. 그래서 목을 조르면 사람이 죽는 것이다.

몸은 당질, 단백질, 지방질을 에너지로 쓰지만 뇌는 포도당만을 쓴다. 몸에서는 포도당이 유산으로 불완전연소하기 때문에 재생되기도 하지만 뇌는 완전히 연소되어 공기 중으로 날아가므로 포도당을 계속 공급해 주어야 한다.

몸에서는 남는 포도당을 글리코겐으로 만들어 저장하지만 뇌에는 0.1%도 저장되지 않기 때문에 혈액을 통해 항상 뇌로 공급해 주어야 한다. 그래서 혈액 중의 포도당 농도, 즉 혈당농도는 항상 일정하게 유지되고 있다.

(2) 하루 세 끼가 필요한 이유

뇌는 하루 500 cal를 소비하므로 포도당이 120 g 필요하다. 혈액에는 포도당이 20 g 밖에 없는데 이는 뇌가 2시간 내에 모두 소비하는 양이다.

간장에는 포도당을 저장해 놓은 글리코겐이 60 g 있으므로 근육이나 간장은 밥을 한 끼 먹지 않아도 글리코겐을 포도당으로 분해하여 사용한다. 그러나 뇌에는 글리코겐이 거의 없으므로 식사를 통해 포도당을 공급할 수밖에 없다. 한 끼에 공급되는 포도당은 40 g 정도이다. 따라서 하루 필요한 120 g의 포도당을 공급하려면 120 ÷ 40 = 3, 즉 하루 세 끼를 먹어야 한다. 즉, 뇌는 하루 두 끼 먹는 것만으로는 에너지가 부족하기 때문에 세 끼 먹는 습관이 생긴 것이다.

혈액 중의 포도당이 줄어들면 뇌의 신경세포가 죽게 되므로 신경세포가 죽지 않게 하기 위해서도 밥은 하루 세 끼 먹어야 한다. 뇌에 에너지를 풍부하게 공급하기 위해서는 하루 세 끼를 꼭 먹어야 한다. 어느 나라 사람이건 칼로리는 당에 의존하고 있다. 쥐에게 먹이를 선택하게 하면 에너지의 70%를 당에서 얻는다. 그러므로 밥이나 빵, 감자류 등의 당분이 많이 함유된 음식물을 빠뜨리지 말고 먹어야 한다.

밥이나 빵, 국수 등 전분질 음식을 먹으면 소화되어 혈당이 된다. 전분이 소화되어 혈당이 되는 데는 10분, 설탕은 5분, 과일 등에 있는 과당은 25분 걸린다.

(3) 식사시간은 일정해야 한다

생물시계는 뇌와 신체기능을 지배하는데 혈액·뇌관문도 예외가 아니다. 시간대에 따라 효소 단백질의 혈액·뇌관문 통과성이 변한다. 신경세포는 시간대에 따라 영양물질을 흡수하는 양이 다르기 때문이다. 약도 복용시간대에 따라 흡수되는 양이 다르므로 효과가 달라진다.

생물시계는 혈당을 저하시키는 인슐린이나 높이는 글루카곤을 조절하여 포도당을 뇌로 원활하게 공급한다. 따라서 식사시간이 습관화되면 그 시간에 식사를 해야 인슐린이 분비되기 쉽다. 인슐린이 많아지면 포도당을 글리코겐으로 합성하여 식사시간 사이에 포도당을 뇌로 공급한다. 만약 정해진 식사시간에서 벗어나면 인슐린 분비량이 적어져서 영양성분을 효율적으로 흡수할 수 없으므로 뇌에 좋지 않다.

뇌로 들어간 포도당은 뇌신경세포 속으로 흡수된다. 흡수는 혈액·뇌관문의 수송체와 신경세포의 포도당 수송체나 글리아세포 수송체의 도움을 받는다. 이들 수송체는 인슐린 감수성을 지니지 않는다. 즉, 다른 조직과 달리 인슐린이 증가해도 포도당 흡수율이 증가하지 않는다. 혈액·뇌관문의 수송체는 혈당 농도가 낮아지면 흡수 속도가 낮아진다. 즉, 혈중 당농도가 낮아지면 조직 속으로 흡수되는 양이 줄어든다. 그러므로 뇌를 항상 활성화시키려면 포도당의 혈중 농도를 일정하게 유지시켜야 한다. 밥에서 섭취하는 녹말은 소화되어 포도당으로 변하는데 밥에는 녹말이 충분하기 때문에 식사 후에는 일부러 여분의 당분을 보급해 줄 필요는 없다.

이와 같은 이유로 하루에 아침, 점심, 저녁의 세 끼를 먹는 식습관이 만들어졌으며, 쥐도 사람의 식사시간대와 같이 오전 9시경, 오후 1시경, 오후 6시경에 먹이를 가장 많이 먹는다.

(4) 아침밥이 중요

포도당만을 에너지원으로 하는 뇌는 밤에도 같은 양을 사용하므로 아침에는 혈당량이 매우 적어진다. 정상적인 경우 혈액 100 ml에 포도당이 100 mg이 들어 있어야 하는데 아침에는 60~70 mg 밖에 들어 있지 않

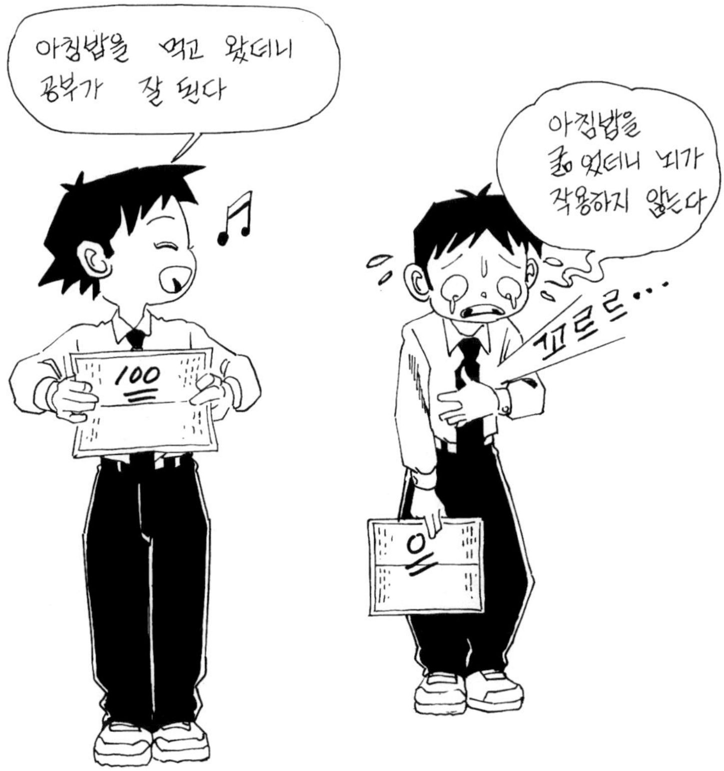
아침밥을 먹고 왔더니
공부가 잘 된다
아침밥을
굶었더니 뇌가
작용하지 않는다
꼬르르…

다. 혈당이 떨어지면 화를 내기 쉽고 소음에 민감해지는데 50~60 mg까지 떨어지면 공격적이 되고 심하면 의식을 잃기도 한다. 포도당을 보충하면 10분이나 15분 후 이러한 증상이 없어진다.

밤에는 간장에 저장되어 있는 글리코겐을 분해하여 혈당을 만들지만 저장량이 얼마 되지 않기 때문에 아침이면 바닥난다. 밤참을 먹어도 글리코겐은 60 g 밖에 저장되지 않으며, 뇌는 밤에 글리코겐을 소비하므로 남아 있는 것이 적다. 따라서 빨리 아침을 먹어야 혈당이 올라가며, 아침을 먹지 않으면 저혈당이 계속되어 사고력이 떨어지고 화내기 쉬워지며, 소음 등에 신경질적이 된다. 이러한 이유로 아침을 먹지 않고 학교에 가면 공부를 잘 할 수 없다. 그러므로 아침은 반드시 먹어야 한다.

10

저혈당증

뇌는 포도당을 가장 많이 사용하며, 쉬고 있을 때나 자고 있을 때도 거의 같은 양을 사용한다.

전분질 음식은 포도당으로 분해되어 흡수된다. 식사 후 1시간 뒤의 혈중 포도당 농도는 100 mg%(100 ml에 100 mg 함유된 양) 정도가 보통이다. 그러나 당뇨병 환자는 200 mg% 이상, 저혈당 환자는 60 mg% 이하이다. 물론 이보다 더 높거나 낮은 경우도 있다. 건강한 사람은 50~110 mg% 범위이며, 40 mg% 이하를 저혈당이라고 한다.

(1) 저혈당 증세

저혈당이 되면 공격적이 된다. 글리코겐을 방출시켜서 혈당을 올리는 공격 호르몬 아드레날린(에피네프린)이 분비되기 때문이다.

남미 페루의 안데스산 고지에서 폭력적으로 다른 족을 공격하는 쿠올라 인디오족을 조사한 결과 저혈당증이 심했다고 한다. 사자는 배가 고프면 물소를 잡아먹지만 배가 부르면 물소 옆에 누워서 평화스런 눈으로 쳐다보거나 잔다. 사람의 공격성도 마찬가지로 저혈당이 공격적 포식본능을 조절하는 뇌의 중추를 격발한다. 즉, 배가 고픈 것이 신호가 되어 먹이나 침입자를 공격하는 것이다.

혈당이 저하되면 뇌를 보호하기 위해 혈액이 뇌로 집중 공급되어 뇌혈관이 급격히 팽창하여 두통을 일으키고, 혈액을 뇌로 빨리 공급하기 위해 심장박동은 빨라지고 거칠어진다. 그래서 몸 말단의 혈액이 적어져서 손발이 차가워지고 피부장애를 일으키기 쉬워지며 체온이 떨어진다.

저혈당증은 피로, 우울, 불면, 걱정, 불안, 초조, 두통, 현기증, 권태, 근육통, 어깨 결림, 식욕부진, 공포감, 집중력 감퇴, 정신적 혼란, 폭력, 비사회적 행동, 등교거부, 비만으로 나타난다.

(2) 당뇨병과 저혈당

췌장에서 인슐린이 적게 분비되면 혈당이 올라가서 당뇨병이 되고, 인슐린이 너무 많이 분비되면 저혈당이 된다.

당뇨병은 포도당을 섭취시킨 후 2시간까지 혈당을 측정하지만 저혈당은 4시간이나 5시간 후에 생기므로 당뇨병 진단법으로는 저혈당을 찾아내기 힘들다. 6시간은 측정해야 하기 때문이다. 그러나 당뇨병 측정법으로 포도당 75 g을 먹고 2시간 후의 혈당이 110 mg 이하인 사람은 저혈당증으로 보아도 좋다.

당뇨병 치료용 약을 너무 많이 사용하면 저혈당이 되어서 발한, 강한 탈력감, 떨림, 경련이 생기고, 의식장애나 이상행동을 나타내는 경우도 발생한다.

(3) 저혈당증 예

다음은 저혈당으로 인한 증세 예로, 많은 경우 저혈당인지 모르고 계속 병을 안고 사는 경우가 많았다.

▪ 현기증

선생님의 얘기에 집중이 되지 않고 현기증이 나며, 어릴 때부터 손가락이 거칠었다. 설탕으로 만든 쿠키를 많이 먹는다.

▪ 방 귀

저혈당으로 장의 작용을 둔화시켜 방귀가 많이 나온다. 이것을 부끄러워하여 자살하려는 여성도 있었다.

▪ 악 몽

여학생으로 매일 악마가 다리부터 잡아먹거나 창이 찔러오는 악몽을 꾸었다. 쉽게 피로하고 걸음이 느리며, 매일 지각하고 발바닥이 부어서 아프다. 대식가로 빵을 3인분 반 정도 먹고도 집에 가면 과자를 배부르도록 먹었으며 탄산음료도 많이 마신다.

▪ 20살 여성

어릴 때부터 자주 토했다. 초등학교 때부터 매일 머리가 아프고 쉽게 피로해졌으며, 중학생 때부터 아침에 일어나기 힘들었다. 초조하고 가끔 위가 아팠다. 고등학교 때부터 학교기숙사에 들어가서 단것을 많이 먹었으며, 여러 병원에서 진찰을 받아도 별다른 이상을 발견하지 못하였다.

▪ 30살의 여성

지방에서 서울의 유명한 고등학교에 진학하였으나 말과 생활습관이 너무 달라 스트레스가 쌓였다. 미열이 계속되고, 배고플 때나 긴장할 때는 몸이 떨린다. 설사가 쉽게 나고 항상 뱃소리가 나며 목이 막힌 것 같고, 뒷머리가 조이며 눕고 싶다. 이러한 증상은 결혼 후에도 계속되었다.

■ 44살 여성

직장을 그만 두었는데 고혈압으로 직장을 새로 구하지 못해 우울증으로 2년간 병원에 입원하였다. 식욕이 없고 아무것도 하고 싶지 않았으며, 다른 사람과도 만나고 싶지도 않았다.

(4) 당류의 해로움

포도당 섭취율을 100으로 하여 2시간 동안 다른 식품의 섭취율을 비교한 값을 당지수라고 하는데 수치가 높을수록 흡수속도, 즉 혈당을 올리는 속도가 높아서 좋지 않다.

우리가 주식으로 하는 밥과 빵은 소화를 위한 시간이 걸린 다음 포도당으로 흡수되어 혈당이 된다. 그러나 과자나 사탕, 초콜릿, 아이스크림, 청량음료 등에 함유된 설탕, 포도당, 맥아당, 과당, 전화당 등은 흡수속도가 매우 빨라서 당지수가 높으며, 설탕이 가장 많이 사용된다.

이들 당이 많이 함유된 식품을 먹으면 혈당이 급격하게 올라가다가 이어서 빠르게 감소하는데 일시적으로는 혈당을 높여주지만 인슐린을 과다분비시켜서 저혈당증을 만들므로 뇌에 심각한 문제를 가져온다.

당이 들어가지 않은 식품은 거의 없다. 당을 많이 먹으면 심근경색과 당뇨병, 저혈당증과 과잉행동장애가 생긴다. 그래서 단 것을 많이 먹고 있는 아이들 중에는 과잉행동장애가 많다.

그러나 당이 들어간 식품을 먹지 않을 수도 없으며 먹지 않다가 영양결핍이 될 수도 있다. 그러므로 먹는 양, 다른 성분과의 조합, 먹는 시간을 잘 조절해야 한다.

미국 교도소의 경우 죄수들이 설탕을 많이 넣은 커피를 지나치게 마셔서 저혈당증을 일으키는 경우가 많았는데, 영양교육을 받아서 설탕을 적게 먹은 죄수는 다시 범죄를 저지르는 비율이 낮았다고 한다. 소년원에서는 음식에서 설탕을 빼자 징계율이 45%나 줄어들고 출소율이 10일이나 빨라졌다고 한다.

그러나 혈당이 낮다고 하여 꼭 폭력성을 나타내는 것은 아니며 다른 환경이나 요인이 합세하여 충동적, 폭력적 행동을 일으키는 경우가 많다.

설탕은 우리나라 사람이 15번째로 많이 먹는 식품으로 1인당 연간 23.7 kg을 소비한다. 이것은 단것을 많이 먹는 일본(18.9 kg)보다 많은 양이다. 설탕의 하루섭취권장량은 체중 1 kg당 0.5 g이므로 몸무게 50 kg인 청소년은 하루 25 g 이상 섭취하면 좋지 않다. 청량음료를 1병(설탕 20~25 g)만 마셔도 권장량을 초과하므로 가급적 마시지 말아야 한다. 그러나 청량음료를 입에 달고 다니는 청소년이 많아서 많은 문제가 되고 있다.

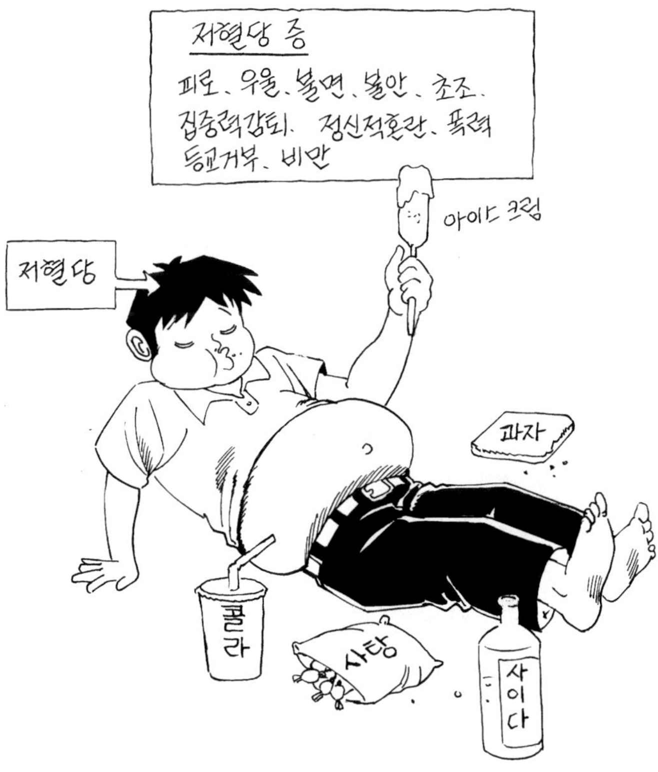

(5) 저혈당을 일으키는 다이어트

비만인 여성에게 의사가 1달 동안 밥을 먹지 말고 다이어트 하라고 하여 채소만 먹었다. 그러자 피곤해서 아무 일도 할 수가 없었다. 의사에게 가서 하소연하자 이번에는 커피에 설탕과 밀크를 많이 넣어 마시라고 하였다. 그 결과 신장, 간장, 췌장, 피부에 장애가 생기고 정신상태가 불안정해졌으며, 생리가 멈추고 관절이 아파서 여러 병원에서 진찰을 받았으나 효과가 없는 채로 10년 동안 증세가 계속된 사례가 있다.

이 여성은 이후 제대로 된 의사를 만나서 정상적인 식사를 하고 설탕을 먹지 않게 되면서 이러한 증세가 모두 사라졌다. 이같이 저혈당에 커피와 설탕을 먹으면 증세가 악화된다.

(6) 저혈당을 일으키는 스트레스

등교거부의 원인이 100% 식사에 있지는 않으나 이러저런 스트레스가 원인인 경우가 많다. 스트레스도 혈당을 저하시킨다. 즉, 식욕부진으로 당분섭취가 부족하게 되면서 저혈당의 악순환이 계속되는 것이다.

(7) 치매를 일으키는 저혈당

치매는 60살 미만에서는 알츠하이머형이 2/3를 차지하고 뇌혈관성 치매가 다음을 차지하는데, 39살에서도 1.1%, 40~44살에서도 2.2%나 된다.

일본의 경우 치매노인은 단 과자와 단 음료를 자주 마시고 음식을 많이 먹으며, 저녁을 가장 많이 먹고 짠 것을 많이 먹는 경우가 많았다. 이

것은 저혈당을 일으키는 식사이므로 저혈당이 치매를 일으키고 있다고 할 수 있다.

(8) 저혈당을 악화시키는 약

인슐린은 혈당을 저하시키므로 저혈당 환자에게 인슐린을 주사하면 혼수상태에 빠져서 위험하다. 그리고 혈당을 떨어뜨리는 약을 복용한 환자가 술을 마시면 혈당이 더 떨어져서 탈력감, 정신착란, 불합리한 행동, 의식 상실 등이 발생하므로 혈당강하제를 복용하고 술은 마시지 않는다.

(9) 교통사고를 일으키는 저혈당

혈당이 떨어지면 집중력과 주의력이 저하되어 교통사고를 일으키기 쉽다. 교통사고를 일으킨 사람들은 설탕을 많이 먹은 경우가 많다. 설탕을 먹으면 저혈당증이 뒤따르기 때문이다. 설탕보다는 밥을 많이 먹어야 저혈당증이 없어진다.

(10) 혈당 안정에는 쌀밥

혈당은 일정한 상태로 유지시켜야 하는데 밥이 가장 좋다. 가공식품에 들어 있는 당들은 흡수속도가 빨라서 먹으면 바로 혈당이 올라가지만 인슐린이 분비되어 바로 떨어진다. 그러나 밥과 빵은 식후 30분까지 올라가다가 천천히 떨어진다. 밥이나 빵에 들어 있는 전분은 천천히 소화 흡수

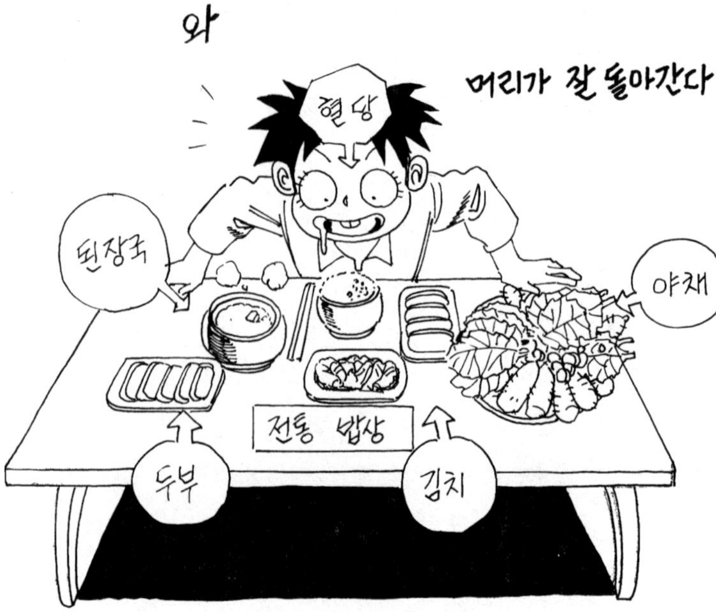

당지수를 천천히 올린다

되기 때문인데 빵보다 밥이 좋다.

전분질 음식이 끊기면 지방질을 포도당으로 만들어 잠시 혈당을 유지하지만 결국 저혈당이 되고 만다.

쌀과 보리, 밀, 감자, 고구마, 옥수수 등의 주성분은 전분으로 되어 있다. 전분은 포도당이 쇠사슬처럼 수백 수천 개 연결되어 있다. 먹으면 타액과 장 속의 아밀라아제라는 효소의 작용으로 포도당 토막으로 분해되어 흡수된다. 흡수된 포도당은 혈액을 타고 혈당이 되어 이용되며, 남으면 전분과 구조가 비슷한 글리코겐이 되었다가 필요할 때 다시 이용된다.

11

뇌에 산소를 공급하는 철분

뇌는 에너지원으로 포도당밖에 이용하지 않는다. 포도당이 산소를 받아 연소할 때 내는 에너지를 이용하는 것이다. 뇌는 24시간 에너지가 필요하므로 산소도 24시간 계속 공급해야 한다.

산소는 혈액의 헤모글로빈이 운반해 주는 데 헤모글로빈에 있는 철분이 산소와 결합하여 운반작용을 한다. 그래서 반드시 산소가 공급되어야 뇌가 작용한다. 철이 녹슬면 빨간 색을 나타내는데, 혈액의 빨간색도 철분이 산화된 색이다.

(1) 철분이 부족하면 뇌가 해를 입는다

철분이 결핍되어 빈혈상태가 되면 뇌에 산소가 공급되지 못하여 공부를 잘 할 수 없다. 3분 동안 혈액이 뇌로 공급되지 않으면 산소가 차단되어 뇌세포가 죽는 데 한 번 죽은 뇌세포는 재생되지 않는다. 그래서 목을 조르면 사람이 죽는 것이다.

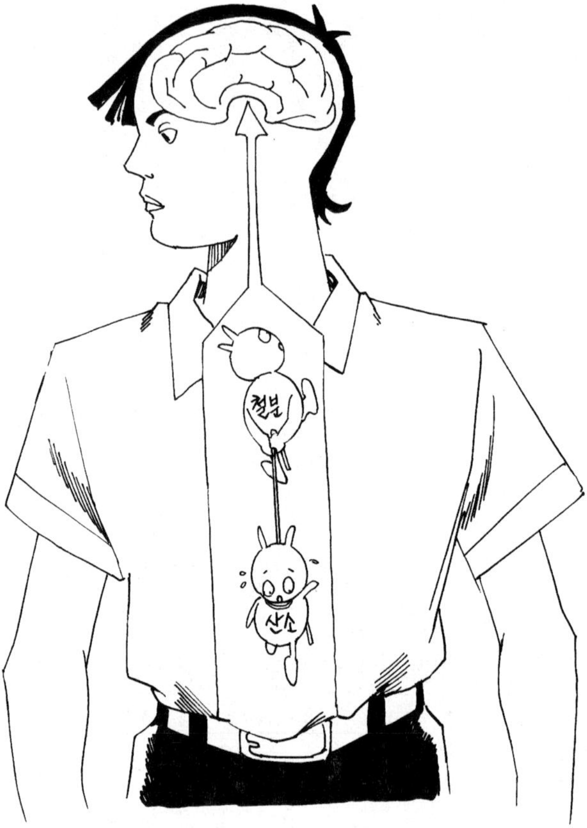

철은 산소운반뿐 아니라 몸에서 일어나는 수많은 반응에 효소의 보조인자로 작용하므로 결핍되면 여러 이상증이 나타난다.

철분이 부족하면 뇌의 오른쪽 후두부와 왼쪽 전두엽의 활동이 저하되고 지적능력에 관계하는 신경전달물질의 시스템에 영향을 미쳐서 오른쪽 뇌가 늦게 발달하여 사춘기까지 좋지 않은 영향을 미친다. 성인 남자도 뇌가 매개하는 인지기능이 나빠진다.

(2) 철분의 종류

철분에는 헴철과 비헴철이 있는데 동물성 식품은 평균 40%가 헴철이고 60%가 비헴철이다. 식물성 식품의 철분은 모두 비헴철이다.

헴철은 헤모글로빈과 미오글로빈 형태로 섭취되는데 흡수율이 높고 다른 식사요인에 의하여 영향을 받지 않는다.

비헴철은 흡수율이 25% 밖에 되지 않으나 철분은 식물의 비헴철에서 많이 섭취한다.

(3) 철분의 필요량

먹고 살기 힘든 가정이나 나라일수록 철분결핍이 심하다. 그러나 영양상태가 좋은 나라도 철분결핍이 많다. 미국 여성과 아동은 20%, 남성은 3% 정도가 철분결핍이고 여성의 8%가 빈혈이라고 한다.

유아기 후기에는 철분 필요량이 저하했다가 사춘기에 다시 증가한다. 생후 6개월 된 유아는 하루 0.5~0.8 mg의 철을 흡수하는데 모유로는 하루 0.25 mg 밖에 공급하지 못하므로 철분을 별도로 공급해야 한다.

철분 필요량은 생후 1년 안에 2배 증가하며, 그 후 0.2~0.3 mg으로 떨어진다. 사춘기에는 하루 0.5~1.0 mg까지 증가한다.

식품에 함유된 철은 흡수율이 낮기 때문에 필요량보다 훨씬 더 많이 섭취해야 한다.

철분 섭취권장량은 6개월~2세 유아와 소아는 15 mg, 14~16세 청소년은 18 mg, 25~30세 여자는 18 mg. 30세 이후 여자는 10 mg, 임신기 여자는 20~24 mg, 성인남자는 10 mg이다.

(4) 철분은 모유로 섭취

아기는 어머니로부터 4~6개월간 쓸 수 있는 철분을 받아서 태어나지만 1살 후에는 소요량이 2배로 늘기 때문에 많이 섭취해야 한다.

우유는 철분이 풍부하지만 철분을 이용할 수 있는 철결합 단백질이 없다. 그래서 모유보다 흡수율이 훨씬 낮으므로 철분 결핍이 생길 수 있다. 또한 우유 단백질은 모유 단백질보다 소화가 잘 되지 않는다.

(5) 철분의 흡수를 돕는 것

고기, 생선, 닭고기, 와인 등에는 철분이 많다. 비타민 C는 철분흡수를 돕는데 과일, 오렌지 주스, 채소에 많다.

오렌지 주스와 잼 바른 토스트를 먹으면 홍차와 잼 바른 토스트를 먹는 것보다 철분흡수율이 5배나 증가한다. 오렌지 주스에 들어 있는 비타민 C가 철분흡수를 돕기 때문이다. 그러므로 육류나 생선, 닭고기를 먹을 때는 비타민 C가 들어 있는 음식이나 와인을 함께 조합하여 먹으면 흡수율을 높일 수 있다.

(6) 철분의 흡수를 방해하는 것

홍차, 차, 커피, 피틴산(곡류나 콩), 탄닌(차), 콩제품, 제산제 등은 철분 섭취를 방해한다. 육류의 식품첨가물, EDTA도 철분과 결합하여 흡수를 방해한다. 그러나 콩 제품에는 철분도 많기 때문에 큰 영향은 없으므로 아이에게 두유를 먹여도 좋다.

채식만 하면 육식과 채식을 함께 하는 경우보다 철분섭취율이 1/6 정도로 낮아진다.

식사 중에 홍차, 커피, 차를 마시면 철분이 카페인과 페놀 물질과 결합하여 흡수되지 않는다. 그러므로 아이에게는 홍차나 차를 먹이지 않아야 한다. 어른도 식사 후 30분이 지나고 나서 차를 마시는 것이 좋다. 철분이 이미 흡수되고 난 다음이기 때문이다.

음식을 너무 가열하면 비타민 C가 파괴되어 철분흡수력이 떨어진다. 쇠냄비로 야채를 삶으면 음식에 철분의 함량은 증가하지만 이런 철분은 잘 흡수되지 않는다.

(7) 성장기 빈혈

철분부족은 빈곤과 다른 영양소의 섭취부족과 함께 나타나는데 빈혈이 된다. 빈곤한 가정은 칼로리를 주로 지방질과 당에서 섭취하는데 이 비중이 높을수록 철분의 섭취율이 낮다. 아이에게 우유만 먹이면 철분부족이 생기고 철분부족 때문에 복통이 생기므로, 심하게 울고 있다고 하여 우유병만 계속 입에 물리면 철분부족이 악화된다.

빈혈인 유아와 아동은 지능, 집중력, 운동 스피드, 신경계 발달 등이 모두 저하되고 공격적 행동을 하며 현기증이나 피로가 생긴다.

(8) 커피와 차는 청소년의 철분결핍을 초래

사춘기 아이들은 어른이 다 된 것을 과시하기 위해 금지되었던 커피, 차, 홍차를 마시게 되는 데 이런 것들은 철분의 흡수를 방해한다.

사춘기 때 월경으로 철을 많이 잃는 여자아이는 철을 많이 섭취해야 하는데 철분이 많은 음식을 싫어하고 커피나 홍차, 스낵식품 같은 철분흡수 방해 음식을 많이 섭취하는 경향이 있다.

커피나 차는 카페인이 들어 있어 일시적으로 피로감이나 졸린 것을 물리쳐 주지만 결국 잠을 못 들게 하고 철분을 결핍시켜서 더 피로하게 만든다. 이렇게 되어 결국 집중력이 떨어져서 공부를 잘 할 수 없게 된다.

(9) 산소공급은 혈관의 유연성도 중요

동물성 지방질을 오래 섭취하면 콜레스테롤이 동맥에 붙어 굳어서 동맥경화증이 생긴다. 이에 따라 혈관이 좁아져서 혈압이 올라가고, 혈액이 뇌로 잘 공급되지 못하여 산소를 제대로 공급할 수 없게 되므로 머리가 원활하게 돌아가지 않게 된다.

혈압이 높으면 뇌에서 혈관이 터져서 뇌졸중(중풍)을 일으켜서 생명이 위험하거나 평생 불구로 살게 되기도 한다. 그러므로 동맥경화증을 일으키는 음식을 섭취하지 않도록 한다.

12

뇌의 필수성분인 지방질

(1) 뇌에 대한 지방질의 역할

뇌는 주로 지방질로 되어 있으며 60%나 차지한다. 수초는 지방질이 75%나 된다.

지방질은 기억과 기분을 조절하는 작용을 한다.

뇌신경세포는 지방질의 막으로 싸여 있어서 세포막과 뇌 안 모세혈관의 내피세포를 만들고 신경접합부의 세포막 유동성을 유지한다. 신경전달막의 유동성은 리놀산이나 리놀렌산에서 합성되는 긴사슬 다가불포화 지방산인 아라키돈산, 도코사헥사엔산(DHA)이 만들어 준다. 반면 콜레스테롤은 막을 딱딱하게 해 주는 작용을 하여 서로를 보완하고 있다.

아라키돈산은 뇌에서 프로스타글란딘을 합성하는데 프로스타글란딘 E_2는 뇌의 온도를 올려서 뇌를 활성화시킨다.

지방질섭취가 부족하면 비타민 A, D, E, K 등의 지용성 비타민이 잘 흡수되지 않는다. 비타민 A와 D는 불포화지방산이 많을수록 흡수가 잘 된다.

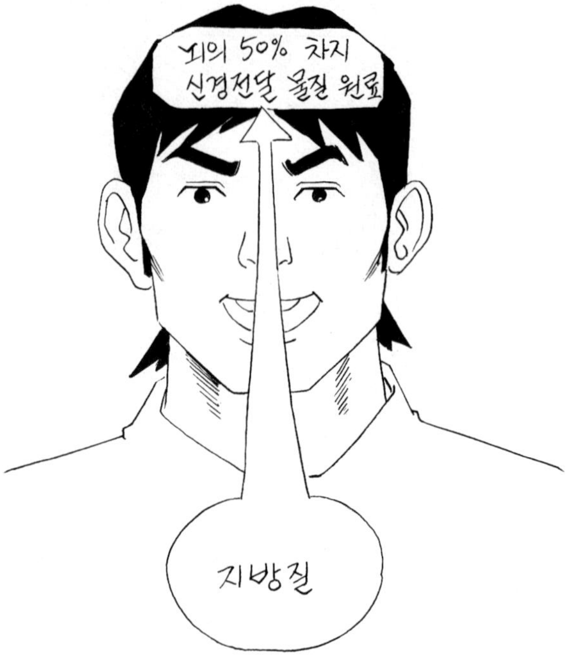

비타민 A가 부족하면 야맹증에 걸리고 신경조직의 발육이나 분화도 나빠진다. 비타민 D는 소화관으로부터 칼슘이온을 흡수하는 데 필수적이다. 칼슘은 신경정보역할을 한다.

(2) 긴사슬 다가불포화지방산

오메가 3계열 지방산은 이중결합이 끝에서 세 번째에 처음 있는 것, 오메가 6계열 지방산은 이중결합이 끝에서 여섯 번째에 처음 있는 것을 말한다. DHA는 도코사헥사엔산의 약자로 탄소 22개, 이중결합 6개인 오메가 3계열 지방산이다.

포화지방산과 일가불포화지방산은 사람 몸에서 만들어진다. 식물은 여기에서 이중결합이 하나 더 많은 리놀산계열(오메가 6계열), 다시 하나 더 많은 리놀렌산계열(오메가 3계열)을 만들 수 있다.

사람이 지방산을 섭취하면 리놀산에서는 γ-리놀렌산이나 아라키돈산 등의 오메가 3계열이, α-리놀렌산에서는 에이코사펜타엔산(EPA)이나 도코사헥사엔산(DHA) 등의 오메가 3계열 지방산이 만들어진다. 동물은 이들 오메가 3계열 사이나 오메가 3계열에서 6계열 사이로 서로 변할 수 없다. 그래서 외부로부터 섭취해야 하므로 필수지방산이라고 한다. 이들 필수지방산은 뇌를 구성하는 성분이다.

포화지방산은 동물성 지방과 팜유 등에, 일가 불포화지방산은 동물성 식품과 올리브유 등에 들어 있다. 리놀산은 종자, 곡류, 식용류, 마가린, 마요네즈, 드레싱 등에, γ-리놀렌산은 발효유, 달맞이꽃기름 등에, 아라키돈산은 육류에 들어 있다. α-리놀렌산은 식물의 잎이나 뿌리, 플랑크톤, 들깨에, EPA(에이코사펜타엔산)는 어패류, 해조류, DHA는 어패류, 해조류에 들어 있다.

(3) 뇌의 주성분인 콜레스테롤

사람에게는 콜레스테롤이 많은데 그 중 뇌에 30%가 있다, 말초신경에 있는 것까지 합하면 33%나 된다. 콜레스테롤은 비만이나 심장병을 유발하므로 백해무익하다고 생각하는 사람이 많지만 뇌의 신경세포나 글리아세포(비신경 세포)의 세포막을 만드는 중요한 영양소이다.

콜레스테롤은 세포막의 인지질 사이에 끼어들어 세포막이 흐트러지는 것을 방지하고 막 안을 유동상태로 유지한다.

뇌의 콜레스테롤 중 반은 신경세포 신경섬유를 감싼 미엘린 수초에 있는데 신경정보가 다른 곳으로 전달되지 않도록 전기를 절연하는 전선의 피복과 같은 작용을 한다. 신경섬유의 10~30%는 미엘린 수초의 콜레스테롤이 차지한다.

뇌의 콜레스테롤은 음식에서 섭취한 것이 아니고 포도당을 원료로 만든다. 그러므로 머리에 좋다고 콜레스테롤을 일부러 먹을 필요는 없다. 동맥경화증 등과 같은 해로운 작용이 생기기 때문이다.

포도당은 뇌세포막 지방질, 신경전달물질인 글루탐산, 아스파르트산과 같은 비필수 아미노산, 아세틸콜린을 만들기도 한다.

리놀산이 감소되면 세포막에서 인지질보다 콜레스테롤이 많아져서 세포막의 투과성이나 탄력성이 나빠진다. 그러면 세포에서 필요한 물질을 섭취하거나 노폐물을 배출하기 어려워지므로 동맥경화나 치매를 일으키게 된다.

(4) 머리를 좋게 하는 필수지방산의 균형

음식에 따라 몸의 오메가 3계열 지방산과 오메가 6계열 지방산의 비율이 변한다. 즉, 음식이 몸과 뇌의 지방산 조성에 영향을 주어 학습능력을 변화시킨다.

쥐에게 α-리놀렌산을 먹이면 빛을 식별하는 능력이 올라가고, EPA(에이코사펜타엔산), DHA(도코사헥사엔산) 등의 오메가 3계열 지방산을 먹이면 학습능력이 높아진다. DHA가 부족한 먹이로 키우면 학습능력과 시력이 떨어져서 성적이 매우 떨어진다.

뇌의 작용과 건강에는 리놀산과 α-리놀렌산의 균형이 필요하다.

아이들은 김치와 채소를 싫어하고 육류, 라면, 소시지, 햄버거, 인스턴트 식품 등 기름에 튀기거나 기름기 많은 과자를 좋아하여 리놀산 섭취가 많고 DHA를 만드는 α-리놀렌산(오메가 3계열)의 섭취가 적다.

[필수지방산의 균형과 행동 양식]

행 동	리놀산	α-리놀렌산
침착성	나쁨	좋음
불안유발	적음	많음
수송로 학습력	낮음	높음
Y자 미로 학습력	같음	같음
시 력	낮음	높음
약물 감수성	높음	낮음

α-리놀렌산을 많이 섭취하면 암, 알레르기, 심장경색, 뇌경색, 고혈압이 억제된다. 따라서 채소, 뿌리채소, 해초류를 많이 먹고 리놀산이 많은 기름은 먹지 않는 것이 좋다. 식물성 기름으로는 들기름이 좋다.

(5) 아기 뇌의 성장에 필요한 긴사슬 다가불포화지방

아기의 뇌는 60%가 지방질로 생후 1년 동안 가장 많이 늘어난다. 모세혈관과 글리아 세포가 증식하기 때문인데 글리아세포도 지방질이 60%나 된다. 그러므로 이때 지방질을 많이 섭취해야 한다. 어른도 수분을 빼면 지방질이 60%로 몸 전체 지방질의 1/4을 차지한다.

태아기에는 뇌 발육에 아라키돈산이나 DHA 등의 긴사슬 다가불포화지방산이 필요하다.

임산부가 리놀산이나 리놀렌산이 많은 콩, 팥, 강낭콩 등을 섭취하면 긴사슬 다가불포화지방산이 만들어져서 태아의 뇌로 보낸다.

그러므로 리놀산, 리놀렌산을 많이 섭취해야 한다. 리놀산과 리놀렌산은

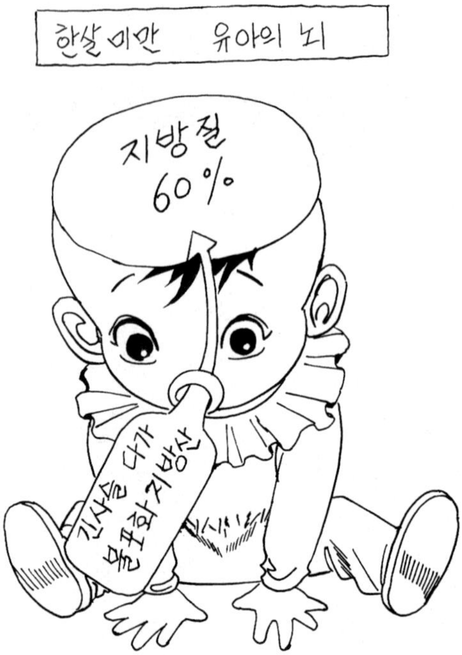

몸에서 합성되지 않아 반드시 음식을 통해 섭취해야 하기 때문에 필수지방산이라 하며 부족하면 뇌에 지장이 생긴다.

영국의 뇌영양학자인 마이클 크로포드 교수는 DHA가 많은 생선을 먹은 아이의 머리가 좋다고 하였다. DHA는 혈중 콜레스테롤 농도를 낮추고, 항암, 기억력, 학습력을 증가시켜 준다.

긴사슬 다가불포화지방산은 모유에 많고, 아라키돈산과 DHA는 정어리, 명태, 고등어 등의 생선에 많다.

13

뇌에 필요한 단백질과 아미노산

(1) 단백질

뇌의 구성 영양소는 단백질, 지방질이다. 뇌세포에는 수용체, 세포막 등의 단백질이 약 40% 있다.

뇌의 구조나 기능은 대부분 단백질의 작용으로 기억과 언어, 사고, 신경전달 등 모든 분야를 담당한다. 신경전달물질을 만드는 효소도 단백질이고 신경정보를 주고받는 데도 단백질이 필요하다. 세포막 표면에서 신경전달물질을 인식하는 수용체, 세포 내로 정보를 전하는 G 단백질, 신경세포가 외부에서 나트륨, 칼슘, 칼륨 등의 이온을 도입하는 데 필요한 이온채널, 포도당과 아미노산을 혈액·뇌관문으로 통과시키는 수송체, 뇌 안의 미엘린이나 시냅스 모두 단백질이다. 따라서 단백질이 부족하면 뇌가 활성화되지 않고 민첩성이 떨어져서 멍한 상태가 된다.

해마는 학습을 담당하고 전두전야는 의식을 담당하므로 이들이 공부를 잘 하게 하는데 생체정보물질이 역할을 한다. 생체정보물질도 단백질에서 만들어지는데 세포에 정보를 전달하자마자 분해되거나 배설되므로 항상 새로 공급해야 한다. 만 6살까지 단백질이 부족하면 지능이 떨어져서 7살 이후에는 영양상태가 좋아져도 회복되지 않는다.

뇌 밖의 단백질은 혈액 뇌관문을 통과하지 못하므로 뇌 안에서 아미노산을 원료로 필요한 단백질을 만든다.

쥐는 간장 단백질이 하루에 반이 바뀐다. 신장단백질은 1.7일, 심장단백질은 4.1일, 뇌단백질은 4.6일, 근육단백질은 9일에 반이 바뀌는 데 뇌가 근육보다 두 배 이상 빠르다. 그러므로 단백질을 계속 보급해야 한다.

단백질이 부족하면 콰시오커(kwashiorkor, 필수아미노산 함유 단백질 섭취 부족 원인)병에 걸려서 뇌가 발달하지 않고, 단백질과 칼로리가 모두 부족하면 마라스무스(marasmus, 발육장애)병에 걸려서 지능이 떨어진다. 단백질이 부족하면 머리가 나빠지는 것이다.

그렇다고 단백질만 섭취하면 부작용이 생기며 단백질은 섭취 칼로리의 15% 정도를 섭취하는 것이 좋다.

(2) 아미노산

뇌에는 단백질이 필요하지만 안으로 들어가지 못하므로 안에서 아미노산 20가지를 원료로 만든다. 그 중 11가지는 몸에서 만들 수 있다. 그러나 발린, 루신, 이소루신, 트레오닌, 메티오닌, 리신, 트립토판, 페닐알라닌, 히스티딘의 9가지는 만들지 못하므로 음식을 통해 섭취해야 하며, 이를 필수아미노산이라고 하는데 부족한 경우 장애를 일으킨다.

그렇다고 필수아미노산만 들어 있는 음식을 먹으면 비필수아미노산을 만드는 원료가 부족해지므로 고루 섭취해야 한다.

그리고 아르기닌과 티로신은 몸에만 비필수아미노산이고, 뇌에서는 만들지 못하므로 비필수아미노산이라고 하여 섭취를 소홀히 하면 뇌가 제대

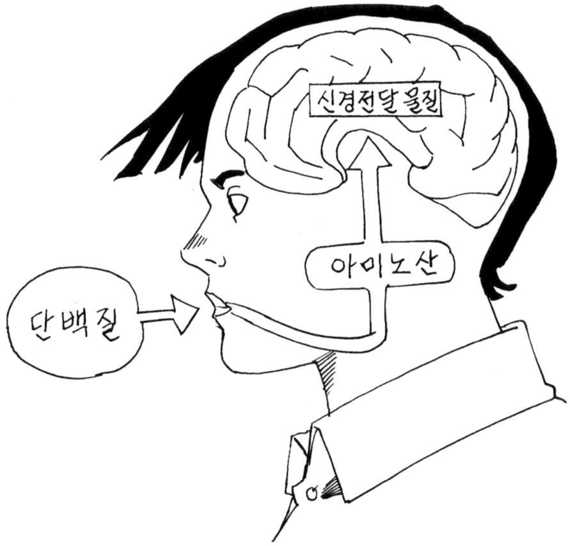

로 작용하지 못한다.

티로신은 도파민, 노르아드레날린, 아드레날린 등의 신경전달물질의 원료이므로 충분히 섭취해야 한다.

아미노산은 다음 표와 같이 뇌를 움직이는 신경전달물질과 호르몬 원료가 된다.

필수아미노산	역 할
아스파르트산	신경전달물질 원료
티로신	아드레날린, 노르아드레날린, 도파민, 갑상선호르몬 원료
세 린	아세틸콜린 원료
히스티딘	신경기능 보조
메티오닌	항우울작용
페닐알라닌	노르아드레날린 원료
트립토판	세로토닌 원료

(3) 글루탐산

글루탐산은 비타민 B_6의 도움으로 신경안정물질인 γ-아미노부티르산으로 바뀐다. 그래서 비타민 B_6가 부족하면 신경이 흥분하고 긴장한다. 이 때는 마그네슘의 도움도 필요하다.

γ-아미노부티르산은 포도당 분해를 촉진하고 뇌기능을 활발하게 한다. 낮에는 머리를 많이 사용하기 때문에 γ-아미노부티르산이 부족해지므로 잘 때 만들기 때문에 잘 자야 뇌가 잘 작용한다.

뇌의 글루탐산은 혈액보다 100배나 많은데 부족하면 에너지가 전달되지 않고 운동을 민첩하게 할 수 없으며 예지력도 없어진다. 글루탐산은 암모니아 해독작용도 한다.

(4) 타우린

타우린은 문어나 오징어, 전복 등의 어패류에 많은데 머리회전을 빠르게 하고 의지를 강하게 한다. 공부는 자신과의 싸움이므로 타우린이 부족하면 끈기와 의지가 없어져서 공부를 하다가 포기하게 되는 경우가 많다. 타우린이 충분하면 의지를 강하게 관철시키고 머리도 맑아지고 집중력도 높이며 눈도 좋아지게 한다.

14

뇌를 움직이는 비타민

비타민은 미량으로 뇌의 성장과 발육에 열쇠와 같은 역할을 한다.

비타민은 효소를 보조하는 것이 많다. 우리 몸에는 수천가지 화학반응이 진행되고 있는데 각 단계마다 효소가 반응을 촉매시킨다. 비타민이 부족하면 효소가 작용하지 못하여 대사가 멈추고 바람직하지 못한 물질이 쌓이므로 병이 생기고 뇌에 지장이 온다.

비타민은 몸에서 만들지 못하므로 음식을 통해 섭취해야 한다. 비타민이 부족하면 흥분, 피로, 의기소침, 신경과민, 불안, 화내기, 기억력 감퇴, 사고력 감퇴 등이 나타난다. 일시적으로 부족한 경우에는 비타민을 보충하면 낫는다. 무엇보다 올바른 식습관과 식사내용을 통해 비타민이 부족하지 않도록 하는 것이 중요하다.

비타민은 정신분열증, 자폐증 등에 효과가 있다. 비타민은 아동의 과잉행동장애를 감소시키고 집중력을 개선하며, 주의력을 촉진시켜서 학습력을 개선시키는 효과가 있다.

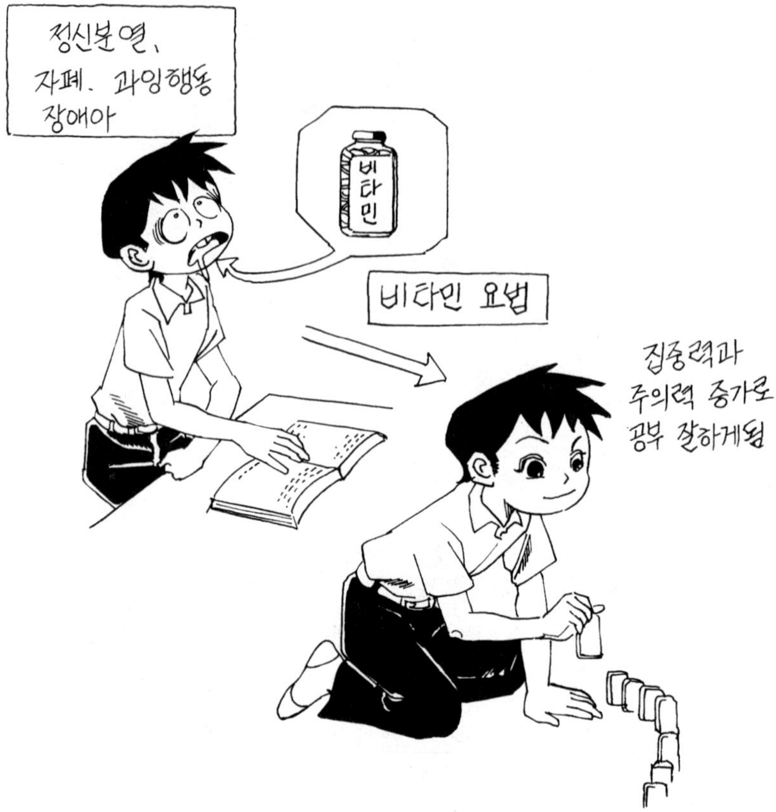
정신분열、
자폐、과잉행동
장애아
비타민
비타민 요법
집중력과
주의력 증가로
공부 잘하게됨

(1) 비타민 A

기름에 녹는 지용성으로 스트레스를 해소시키고 노화를 방지하며 뇌를 활성화시킨다.

비타민 A의 성인 남자의 하루 필요량은 2000 단위이다. 당근 등의 빨간색 채소에 들어 있는 카로틴을 섭취하면 1/3 정도가 몸에서 비타민 A로 바뀐다. 동물성 식품에는 레티놀로 존재하고 식물성 식품에는 원료인 카로틴으로 존재한다.

간, 뱀장어, 생선 내장, 녹황색 채소, 달걀노른자, 버터, 당근 등에 많으며 결핍되면 발육부진, 야맹증이 된다. 눈을 많이 쓰는 수험생에게 많이 필요하다.

판토텐산은 당질이나 지방질대사에 필요한 보조효소 A의 성분으로 스트레스 방지에 좋다.

(2) 비타민 B

B_1, B_2, B_6, B_{12}가 있다. 에너지 대사에는 비타민 B_1(티아민), B_2(리보플라빈), B_3(니코틴산, 니아신)가 필요하고, 신경전달물질 합성에는 B_6(피리독신)가 필요하다

비타민 B무리는 가공, 도정, 조리할 때 많이 없어지며 초콜릿이나 커피를 많이 먹을수록 많이 필요하다.

비타민 B_1 (티아민)

포도당을 연소시켜서 에너지를 만드는 데 필요하므로 부족하면 뇌 에너지를 만들지 못한다.

휘발유가 자동차를 움직이는 것처럼 뇌는 포도당이 움직인다. 비타민 B_1은 포도당이 에너지로 작용할 때 촉진제로 작용하며 신경세포의 막기능을 조절하고 중추신경계에 중요하다.

청량음료, 카페인, 인스턴트식품을 너무 많이 섭취하면 비타민 B_1이 부족해지고 탄수화물 대사에 필요한 마그네슘과 칼륨도 부족해져서 정신상의 문제가 생긴다.

겉으로는 문제가 없는 것 같아도 비타민 B_1이 부족한 경우가 많으며, 영국 어린이의 16%는 결핍이라고 한다.

부족하면 기억력과 집중력 저하, 의욕감퇴, 정신혼란, 불면증, 무감동, 두통, 초조가 생긴다. 또한 밥을 먹으면 졸음을 참기가 힘들며, 건망증과

우울증이 생기고 정서도 불안정해져 안절부절하며 침착성을 잃고 협동심도 없어진다.

음식에 비타민 B_1을 첨가하면 지능, 시각적인 예민성, 응답시간이 향상된다.

성인은 하루에 1~1.5 mg, 중노동자나 임산부는 2 mg, 어린이나 유아는 0.3~0.1 mg 필요하다. 밀배아, 엿기름, 효모, 간, 쇠고기, 돼지고기, 호두, 견과류, 콩에 많이 들어 있다.

▪ 비타민 B_2 (리보플라빈)

스트레스를 이기는 작용을 하며 부족하면 피로하고 화가 잘 나고, 어른은 머리가 무겁고 어깨가 결리며, 건망증과 손발 마비, 동맥경화가 생긴다.

우유, 달걀노른자, 치즈, 채소, 시금치, 효모, 간, 꽁치, 청국장 등에 많다. 하루 필요량은 남성 1.7 mg, 여성 1.2~1.3 mg, 어린이 1.6 mg, 유아 0.4 mg이다.

▪ 비타민 B_3 (니코틴산, 니아신)

뇌의 에너지 대사에 필요하며 간장과 장에서 만들지만 뇌에서는 만들지 못한다.

뇌에서 신경전달물질을 합성할 때 자극제나 환각제로 작용하는 부산물이 생기면 환각상태를 일으켜서 미친 증상이 나타나는데 니아신은 이런 부산물이 생기지 않도록 한다.

흥분을 억제하는 세로토닌의 원료이므로 부족하면 정신착란(분열), 치매를 나타내는 펠라그라병이 된다. 약간 부족하면 우울, 불안, 정서불안, 기억상실과 함께 단기간의 기억력이 나빠진다.

효모, 생맥주, 쇠고기와 견과류에 많다. 커피에도 많지만 커피를 통해 섭취하면 부작용이 많다. 성인 남성은 하루 16~18 mg, 여성은 13~14 mg, 어린이와 유아는 6~16 mg 필요하다.

▚ 비타민 B_6 (피리독신)

신경전달물질 합성에 필요하며 부족하면 두통, 현기증, 집중력 저하를 가져온다. 심하면 정신착란, 간질, 경련, 지능장애가 생긴다. 어릴 때부터 부족하면 뇌신경이 발달하지 못하여 지능이 낮아진다.

연어, 정어리, 쇠고기, 돼지고기, 콩, 강낭콩, 효모, 엿기름, 간장, 곡류, 감자, 바나나, 오트밀 등에 많고 채소나 과일에는 거의 없다. 조리할 때 20~30%가 파괴된다.

성인남자는 하루 2.2 mg, 여성은 2 mg, 어린이와 유아는 0.3~1.6 mg이 필요하다.

▚ 비타민 B_{12} (시아노코발라민)

시안과 코발트와 아민으로 되어 있다. 기억에 관여하는 유전자 합성효소의 보조효소이므로 부족하면 뇌파에 이상이 생기고 기억력, 집중력, 지각 장애가 생기며, 신경파괴와 환각이 나타나고 소음이나 빛에 견디지 못하게 된다.

간, 어패류, 치즈 등에 있으며, 식물성 식품에는 없다. 성인은 하루 3 μg, 어린이와 유아는 0.5 μg이 필요하다. 설탕을 많이 먹으면 B_{12}가 부족해진다.

(3) 비타민 C (아스코르브산)

비타민 C는 머리 머리회전을 빠르게 하고 지능을 높이며, 스트레스를 방지한다.

스트레스를 받으면 자율신경이 흐트러져서 내장 기능이 손상되고 정신적 흥분 이상이나 무기력이 되기 쉽다.

동물이 스트레스를 받으면 비타민 C를 많이 만들어 내는 데, 비타민 C는 스트레스를 이기는 부신피질호르몬, 스트레스에 대항하는 신경전달물질인 노르아드레날린이나 아드레날린 합성을 촉진한다.

비타민 C는 뇌세포의 신경세관을 원활하게 하여 머리 회전이 빨라지고 발상이 풍부해지며, 사물을 다면적으로 볼 수 있게 한다. 즉, 머리가 좋아지게 한다. 미국의 영양학자는 혈액의 비타민 C 농도를 50% 증가시키면 IQ가 평균 3.6 높아졌다고 하였다.

시중에서 만병통치약처럼 팔고 있는 비타민 C 드링크제의 매출액은 연간 2천억 원이나 된다. 그러나 정상인이 비타민 C를 너무 많이 먹으면 결석, 요산요, 비타민 B_{12} 감소 등의 부작용이 생긴다. 또한 정신분열증 환자에게 효과가 클 뿐 건강한 사람이 일부러 많이 먹을 필요는 없으며, 정상적인 식사를 하는 사람이 비타민 C가 부족한 경우도 드물다.

그러나 담배를 하루 한 갑 피우는 사람은 피우지 않는 사람보다 40배나 많은 비타민 C를 소비하므로 담배를 많이 피우는 사람은 비타민 C를 많이 섭취해야 하는 것이 좋다.

비타민 C는 녹황색 채소, 딸기, 귤, 고구마 등에 많이 들어 있다. 성인의 하루 필요량은 60 mg, 어린이는 35~45 mg이다.

(4) 비타민 D

장에서 칼슘과 인의 흡수를 도와서 뼈를 튼튼하게 하고 신경을 유연하게 하여 잠을 잘 자게 해 주어서 정신을 맑게 해 준다.

하루 필요량은 유아기에는 400 단위, 성인은 100 단위이다. 간유, 버터, 달걀의 노른자위, 우유 등에 많다.

(5) 비타민 E (토코페롤)

뇌세포의 노화를 억제하고 치매를 방지하며, 뇌 순환조직의 발육을 돕고 모세혈관의 증식을 도우며, 산화를 방지하여 뇌세포의 산소 이용률을 높여준다.

뇌혈관에 이상이 생기면 혈행에 지장이 생겨서 뇌가 피로해지고 노폐물이 쌓여서 멍하며, 하품이 나고 졸려서 쉬고 싶어진다. 그러나 수험기간 등에는 피곤하다고 마냥 쉴 수도 없으므로, 이때 비타민 E를 많이 먹어 뇌에 신선한 혈액을 공급시키고 노폐물을 배출시켜 준다.

비타민 E가 부족하면 스트레스를 견디기 힘들어져서 공부를 오래 하지 못한다. 생후 45일된 쥐를 비타민 E가 결핍된 먹이로 키운 결과 학습능력과 기억력이 매우 떨어졌다는 연구결과도 있다.

실력은 충분한데 신경전에 패하여 고배를 마시지 않도록 공부할 때는 비타민 E을 충분히 공급해 주는 것이 좋다.

비타민 E를 많이 포함한 식품으로는 쌀겨, 콩, 땅콩, 밀과 보리 배아, 현미, 콩나물, 숙주나물, 시금치, 달걀노른자, 식물기름, 우유, 간, 피망(서양고추) 등이 있다.

성인은 하루 10 mg, 0~6개월 아이는 4 mg, 7~12개월 아이는 5 mg, 1~3세는 6 mg, 4~8세는 7 mg, 9~13세는 11 mg, 14~18세는 15 mg이 권장량이다.

15

뇌의 필수성분 무기질

무기질은 미량 영양소로 수 mg 정도로 효과를 나타낸다. 다른 영양소가 충분해도 무기질이 부족하면 뇌가 작용하지 않는다.

구리, 마그네슘, 망간 같은 무기물, 비타민 B_6는 세로토닌 이용률에 영향을 미치기 때문에 부족하면 세로토닌의 대사장애가 생기며 세로토닌이나 전구물질인 트립토판을 많이 먹어도 소용없다.

(1) 구리

신경섬유를 싸고 있는 미엘린을 유지시켜서 신경섬유를 만들고 신경전달물질의 작용을 돕는다. 또한 에너지를 만드는 효소를 돕고 철의 흡수와 이용률을 높이며 헤모글로빈의 합성을 돕는다.

부족하면 빈혈, 성장부진, 신경계 이상이 나타난다. 아연은 구리 섭취를 방해한다. 구리는 간, 굴, 버섯 등에 많이 들어 있다.

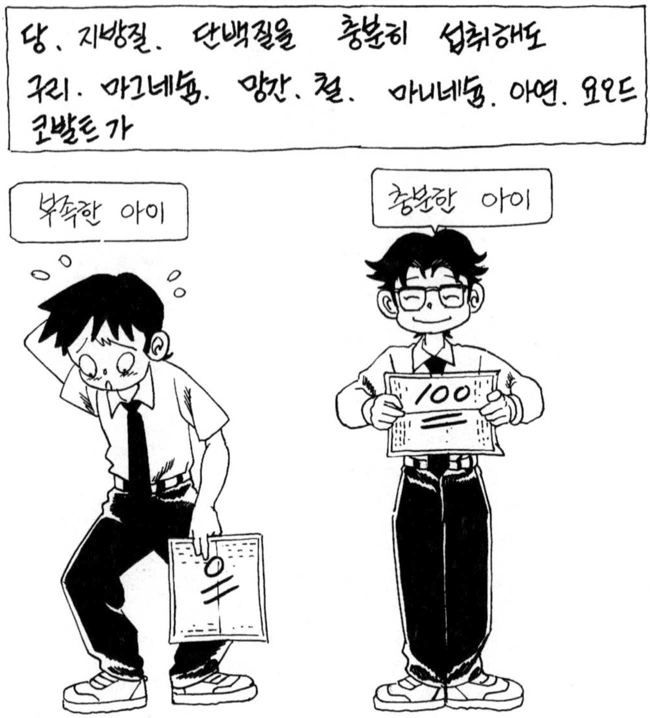
당、지방질. 단백질을 충분히 섭취해도
구리. 마그네슘. 망간、철. 마니네슘. 아연. 요오드
코발트가
부족한 아이
충분한 아이
100

(2) 칼슘

신경정보를 원활하게 전달하여 신경의 이상 흥분을 억제하고 정신을 안정시켜서 충격에 동요되지 않게 하며, 뇌의 비타민 B_1이 잘 작용하게 한다.

장기 기억력을 증가시키는 단백질 키나아제라는 효소와 칼모둘린 키나아제라는 효소에게 필요하다.

칼슘이 부족하면 불안하고 초조하며, 쉽게 화를 내게 되고 동요하며 산만해진다. 그래서 약간의 자극에도 신경질적이 되어 공부에 집중하지 못하므로 성적이 떨어진다. 이때 칼슘을 섭취하면 긴장이나 불안을 초조감을 없애고 스트레스를 완화시켜 좋은 성적을 낼 수 있다.

칼슘을 정상인의 반 정도 밖에 섭취하지 못하는 아이들은 성격이 삐뚤

어지고 비행과 범죄를 저지르는 경우가 많다. 반대로 칼슘을 너무 섭취하면 뇌세포가 석회화하여 죽으므로 노인성 치매가 된다.

칼슘은 몸에 1 kg 정도 있는데 그중 99%는 인산염이나 탄산염으로 뼈나 치아에 있다. 나머지 1%는 뇌신경이나 근육, 혈액에 있다.

칼슘은 작은 생선의 건어물, 해조, 유제품, 채소 등에 많이 들어 있다. 우유에는 100 g당 100 mg의 칼슘이 들어 있는데 양은 적지만 흡수율이 높다. 우유의 유당과 젖산이 칼슘을 흡수를 촉진하기 때문이다. 인은 칼슘의 섭취를 방해한다.

성인은 하루 800~1,200 mg의 칼슘이 필요하고 어린이와 유아는 360~1,200 mg가 필요하다.

(3) 칼륨

나트륨과 함께 신경세포 안에서 신경전달의 자극과 근육수축에 관여한다. 체액균형, 산-염기의 균형작용도 한다. 나트륨과 칼륨의 비는 2 : 3이다.

칼륨이 결핍되면 피로, 허약, 신경전달 감소, 불면증, 알레르기, 협심증 등이 생긴다. 지나치게 많으면 신경질, 마비, 무감각, 정신혼란, 부정맥 등이 생긴다. 성인의 하루 필요량은 1,875~5,625 mg이고, 유아와 어린이는 350~3,000 mg이다.

(4) 철

산소를 뇌로 운반하는 헤모글로빈의 주성분이므로 부족하면 빈혈, 쇠약, 피로감이 생긴다.

빈혈이 되면 지능, 집중력, 운동속도, 신경계, 학습이해력, 기억력 등이 떨어지고 공격적이 된다. 3~5살 때 부족하면 주의력이 매우 떨어진다. 생후 6~18개월 때 부족하면 6~7살부터 신경증상이 나타나고 운동기능 장애도 생긴다.

톳, 바지락, 달걀노른자, 간, 굴, 효모, 시금치 등에 많이 들어 있는데 간과 조개에 들어 있는 것은 흡수하기 쉽다.

비타민 C는 철의 흡수를 돕고, 커피와 차는 흡수를 방해하므로 식사 후 30분 뒤에 마시는 것이 좋다.

성인은 하루 18 mg, 어린이와 유아는 10~15 mg이 필요하다.

(5) 마그네슘

신경과민과 불안을 없애준다. 뇌의 포도당을 에너지로 바꾸는 데 사용되며, 에너지, 신경기능, 근육수축, 몸의 온도를 조절한다. 부족하면 식욕저하, 피로, 떨림, 마비, 심전도 이상, 신경 초조 등과 함께 우울증이 생긴다.

식품첨가물에 들어 있는 많은 인산은 마그네슘의 흡수를 방해한다. 마그네슘은 칼슘 섭취량과 균형을 이루며 흡수된다.

마그네슘은 땅콩, 밀, 치즈, 굴 등에 많이 들어 있다.

성인의 하루 필요량은 남자는 350~400 mg, 여성은 300 mg, 어린이와 유아는 50~250 mg이다.

(6) 아연

아연은 70여 가지 대사를 촉매하고 있는 효소의 보조인자로 작용하므로 부족하면 세포의 성장과 분열에 장애가 일어나며 아미노산과 탄수화물의 이용을 감소시킨다.

지능을 높이고 카드뮴 등의 중금속 독성을 막으며 뇌손상을 방지한다. 부족하면 우울증, 면역력 저하, 지능발달장애가 생긴다. 오래 부족하면 성장하지 않고 성선기능장애, 미각, 취각 이상이 생긴다.

단백질을 많이 섭취하고 인을 적게 섭취하면 반대의 경우보다 두 배나 더 필요하다.

어패류, 육류, 우유, 현미, 콩, 나무 열매 등에 많이 들어 있다. 성인의 하루 필요량은 15 mg, 어린이와 소아는 3~10 mg이다.

(7) 망간

뇌에서 포도당을 에너지로 바꾸는 효소에 필요하고 단백질을 신경전달물질로 바꾸는 효소에도 필요하다.

성인은 하루 2.5~5 mg, 어린이와 유아는 0.5~3.0 mg이 필요하다. 두류, 호도, 도정하지 않은 곡물 등에 많이 들어 있다.

(8) 요오드

요오드의 2/3는 갑상선에 있다. 성인이 부족하면 명철함이 없어지고 기분이 나빠지며 활력도 없어진다. 갓난아기는 크레아틴병으로 지능장애가 나타나고 성장이 정지된다.

성인은 하루 150 μg, 어린이와 유아는 40~120 μg이 필요하다. 해초에 많이 들어 있다.

(9) 코발트

뇌세포의 에너지 생산, 신경과 근육 작용, 뇌 내 정보전달에 필요하다. 비타민 B_{12}에 들어 있는데 부족하면 갑상선 혼란이 온다. 갑상선 호르몬이 너무 많으면 흥분 이상, 적으면 혼면이 생긴다.

녹색 채소에 많이 들어 있다.

16

폭력과 과잉행동장애를 일으키는 음식

(1) 잠시도 가만있지 못하는 과잉행동장애아

극성맞거나 가만히 있지 못하고, 앉아 있어도 안절부절하며 몸을 비틀거나 딴전을 피우는 아이를 과잉행동장애아라고 하는데 주의가 산만하고 집중력이 없으며 공부에 바로 싫증을 내고 매사에 충동적인 경향이 있다.

이런 아이들은 유아기에 수면장애가 있으며, 달래도 소용없고 보채기만 하며 잘 웃지 않고, 걷기 시작하면서 과잉운동, 충동적 행동이 심해진다. 학교 갈 나이가 되면 다른 아이들과 잘 어울리지 못하고 방해하는 경우가 많으며 부모 말을 듣지 않고 반항도 잘 한다.

청소년기가 되면 나아지기는 하지만 집중력 장애는 나아지지 않고 학습장애로 인한 자존심 저하, 우울증, 대인관계 장애가 생긴다. 청년기에는 끈기가 없고, 아무 일에나 짜증이나 화를 내는 경우가 많다.

심할 경우 화가 치밀어서 책상을 칼로 후벼 파고, 학교 옥상에서 물을 쏟아 붓거나 물건을 떨어뜨리고, 수업 중에 괴성을 지르며, 교실을 뛰쳐나가기도 한다.

이런 문제 행동의 원인은 뇌신경 전달물질계의 손실인데 과자, 빵, 콜라, 컵라면, 캔디 등 스낵류, 청량음료, 패스트푸드를 주식으로 하는 식생활 때문에 생긴다. 이런 식품은 칼로리는 높지만 영양성분이 고르지 않고 비타민이나 무기물이 부족하여 뇌에 이상을 일으키기 때문이다.

(2) 식성과 성격

식성이 사람의 성격을 만든다.

육식형 사람은 경쟁심이 강하고, 채식형 사람은 지적 호기심이 많으며, 건강식품형 사람은 인텔리적이며 개인주의적이고, 맛에 정통한 사람은 고독하며 스포츠를 좋아한다. 육류를 좋아하면 광폭해지는 경향도 있다.

호랑이나 사자처럼 초식동물을 잡아먹고 살아가는 동물은 성격도 광폭하고 용맹하다. 물론 육식동물이기 때문에 그렇지만 육류를 먹기 때문에 더 그런 성격이 된다. 같은 육식동물이라도 집에서 기르는 개와 고양이는 밥을 많이 먹이기 때문에 순하며 닭을 잡아먹는 들개나, 새나 쥐를 잡는 도둑고양이는 광폭하다.

그래서 육류인 햄버거, 닭, 소시지를 많이 먹는 아이들은 광폭해지고 정신적으로 잘 안정되지 않는다. 또한 지방질이 많아서 성인병에 걸리기도 쉽다.

사람은 원래 초식성이어서 절구형 어금니가 있다. 어금니는 곡식이나 풀을 먹기 위한 것이다. 그러므로 전통 식생활, 즉 초식 위주가 우리에게 맞는 신토불이 식생활이다.

우리는 예전부터 초식을 주로 하여 너그럽고 끈기 있고 친절한 기질을 형성하였다. 그러나 고기와 지방질을 많이 먹는 서양식 식생활이 보편화된 이후 참을성이 없어지고 화를 쉽게 내며 폭력을 휘두르는 성격이 되어

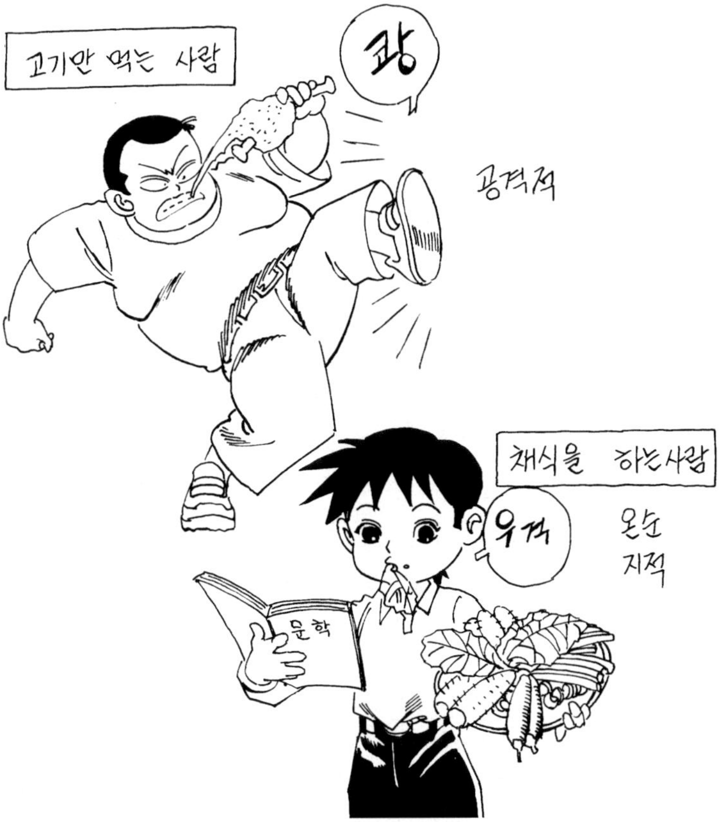

가고 있다. 서양식 식생활은 성인병을 가져 와서 수명도 짧게 만든다.

(3) 자폐증

자폐증은 1~2살에 시작되는데 정신분열증과 비슷하여 눈에 초점이 잡히지 않고 멍하며 집을 나가서 돌아오지 않고 사고가 통합되지 않는다.

자폐증 원인 중의 하나는 극단적인 편식인데 채소는 전혀 먹지 않고 고기만 먹겠다고 고집하는 아이를 개성이 강하게 키우겠다고 하여 하고 싶은 대로 하게 내버려 두면 성격도 극단적이 된다. 어떤 일을 해도 극단적이 되어서 싫은 것은 절대로 못하게 된다.

(4) 폭력과 과잉행동장애를 일으키는 당

등교 거부, 다른 학생과 어울리지 않는 자폐증, 가정 내 폭력 학생이 늘고 있다. 학교를 가지 않고 초조해 하며, 어른이나 선생에게 대들고, 다른 학생들을 때리거나 싸우고 돈을 뺏거나 훔치며, 부모나 가족을 때리는 난폭하고 불량한 행동 등을 과잉행동증(hyperactivity)이라고 한다.

미국에는 25,000개의 고등학교에 1,900만 명의 학생이 있는데 학생이 선생을 때리는 경우가 연간 63,000건, 학교에서 강도행위를 하는 일이 270,000건이나 된다고 한다.

미국 청소년은 평균 13~14살에 술을 입에 대고, 13~18살 사이의 3%는 매일 술을 마신다는 보고가 있다. 10대 중 100만 명이 알코올중독으로 치료받고 있는데 이들은 술값을 마련하기 위하여 돈을 훔치고 범죄를 저지른다.

마리화나 등의 약물도 만연하여 1,500만 명이 마리화나를 피우며, 12~14살 소년 중 20%는 약물을 사용한 경험이 있다고 한다. 미국은 매년 5,000명의 젊은이가 자살하고 5만 명이 자살을 시도한 적이 있으며, 100만 명이 자살하고 싶은 충동을 느낀다고 한다. 미국에서 15~24살의 사망원인은 1위 사고사, 2위 타살, 3위 자살, 4위가 암이라고 한다.

범죄자의 80% 이상은 저혈당증인데 항상 노곤하고 식은땀이 나며 신경불안, 피로가 있다. 저혈당은 설탕 등 당이 많이 든 가공식품이나 커피 등과 같은 카페인을 많이 마시기 때문에 생긴다.

동양인은 설탕을 하루 70~80 g, 서양인은 130 g 정도 먹는데 아이들은 사탕이나 과자를 좋아하여 더 많이 먹는다. 콜라와 주스병에는 설탕이 20

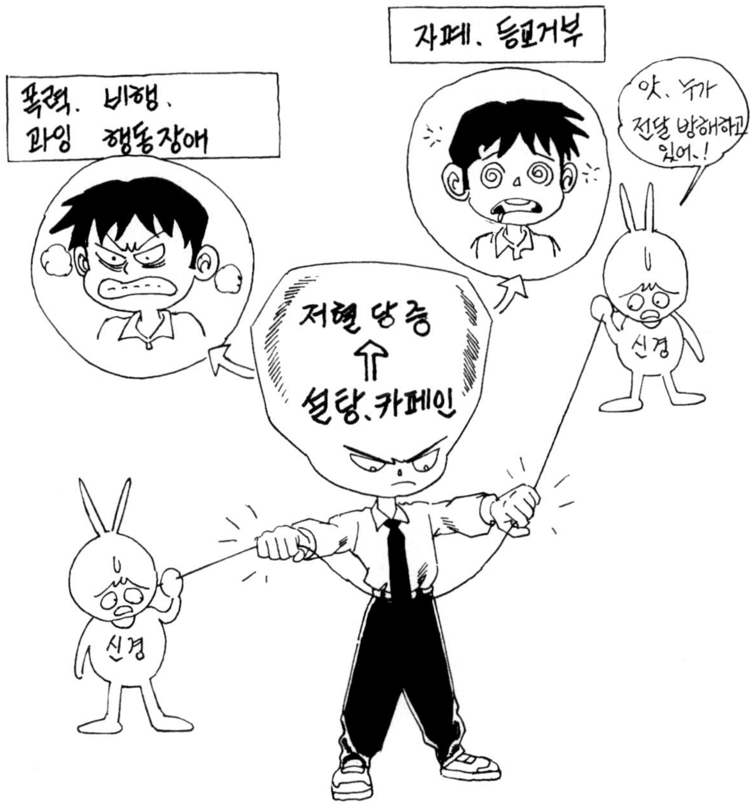

g 정도 들어 있다.

밥이나 빵은 소화 흡수되어 포도당으로 되는 데 시간이 걸리므로 혈당이 천천히 올라간다. 인슐린도 조금씩 분비되어 혈당을 글리코겐이나 지방질로 빠르게 변화시키지 않고 천천히 변화시켜서 혈당을 일정하게 유지시킨다. 그러나 포도당, 과당, 설탕 등을 먹으면 혈당이 갑자기 높아지므로 혈당을 떨어뜨리기 위해 인슐린이 많이 분비되어 혈당을 글리코겐이나 지방질로 빠르게 바꾸므로 오히려 저혈당증이 된다. 저혈당은 조바심, 화냄, 집중력 저하, 의욕 저하를 불러온다.

포도당이 분해되어 생긴 탄산가스는 혈액을 산성으로 만든다. 이것을 중화시키기 위하여 뼈나 신경세포의 칼슘을 사용하므로 뼈가 물러지고 신경조절에 쓰일 칼슘이 부족하게 되어 광폭해진다. 그래서 당이 많이 든 과자나 주스를 많이 먹는 아이들은 자폐증, 폭력, 등교거부 등을 나타낸다. 밥은 천천히 소화되므로 혈당을 갑자기 올리는 일이 없다.

(5) 부족하면 과잉행동장애를 일으키는 비타민과 무기물

티아민이 결핍되면 참을성이 없어져서 충동적이 된다. 피리독신이 결핍되면 시키는 것을 잘 하지 않고 문제해결에 도움이 되는 일에 주의를 기울이지 않는다.

철과 엽산이 결핍되면 인지과정과 주의와 행위의 장애를 나타낸다. 아

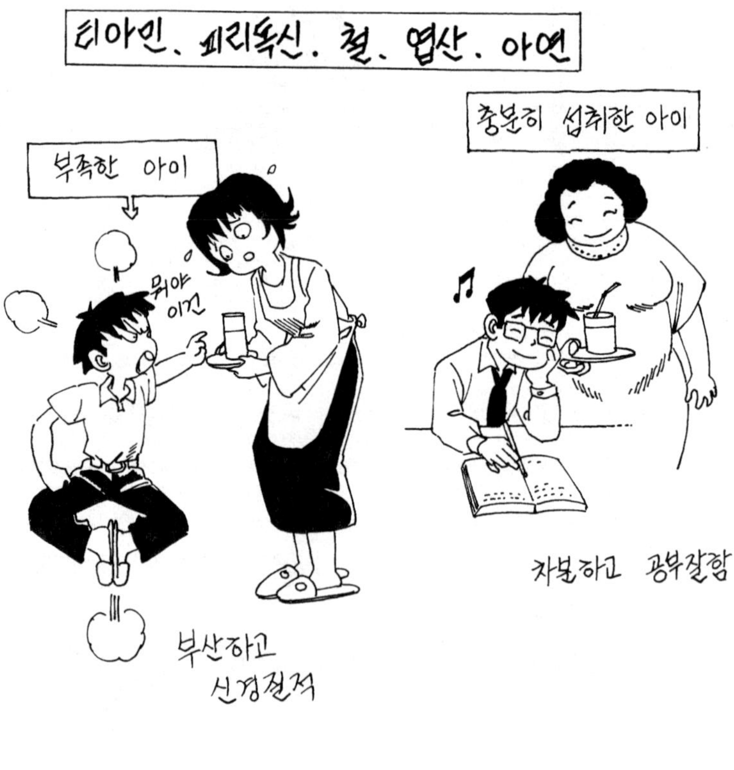

연이 결핍되면 과잉행동장애를 일으키고 섭취장애를 나타내며, 마그네슘이 결핍되면 스트레스에 과잉반응하고 주의가 산만해진다.

(6) 세로토닌 함량과 폭력

새끼를 잡아먹거나 다른 생쥐를 공격하는 킬러 생쥐는 신경전달물질인 세로토닌 함량이 매우 낮다. 이 세로토닌은 트립토판에서 만들어진다.

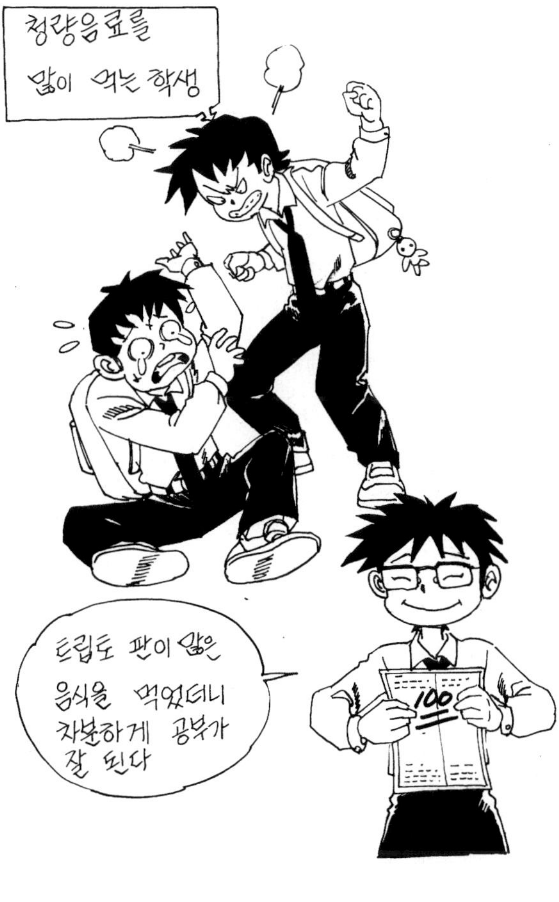

온순한 생쥐도 트립토판이 결핍된 먹이를 먹이면 세로토닌이 적어져서 킬러 생쥐가 된다.

사람의 공격적이고 폭력적 행위도 트립토판과 세로토닌 부족에 의한다. 트립토판을 많이 섭취하면 뇌의 세로토닌 함량이 늘어나서 폭력성이 진정된다.

(7) 과잉행동장애를 일으키는 무기물

중금속을 많이 섭취하면 중독증이 나타나지만 그 전에 신경이나 신경전달물질에 작용하여 이상 행동이 나타난다.

구리는 공격성과 과잉행동장애를 나타낸다.

연(납)도 과잉행동장애를 나타내고 영양상태를 나쁘게 한다. 연은 납도금한 수도파이프, 도자기 유약, 휘발유 노킹 방지제, 페인트, 땜납 등을 통하여 중독될 수 있는데 미량으로도 중추신경계를 파괴하여 영원히 회복되지 못하게 한다. 과잉행동장애아의 혈중 연농도는 일반 아동보다 훨씬 높은데 배설시키면 과잉행동장애가 감소한다. 음식 중의 철, 칼슘, 아연, 비타민 B_1(티아민)은 연(납)이 흡수되는 것을 방지하며, 소장에서의 흡수를 지연시킨다. 비타민 B_1은 연을 빠르게 배설시킨다. 철분의 양을 늘리면 연중독이 예방된다. 시판 인공우유는 연중독을 방지하기 어려운데 무기물이 많아서 철이 흡수되기 어렵기 때문이다.

카드뮴은 신경독으로 작용하며 학습장애를 일으키고 기억력을 저하시킨다. 카드뮴은 흡연으로 섭취하는데 태반을 통과하지 못하기 때문에 임산부가 담배를 피워도 태아는 직접 영향을 받지 않지만 아이들은 담배연기를 통하여 카드뮴을 흡수하게 된다. 비행 청소년과 폭력범죄자는 흡연을 통해 카드뮴이 몸에 많이 축적되어 학습력과 기억력이 나빠진다. 카드뮴은 배설되기 어려우므로 계속 축적되며 납의 독성도 증가시킨다.

식품첨가물에는 인이 많은 데 공격적인 성격을 만들고 마그네슘을 저하시킨다.

알루미늄은 치매를 가져온다. 비행 청소년의 머리카락에는 연도 많고 알루미늄도 많다. 알루미늄은 알루미늄제 청량음료 캔에서 섭취되는데 수돗물 정수에도 알루미늄이 쓰인다.

(8) 청량음료와 첨가물

어느 학교나 청량음료 자판기가 있어서 학생들은 마음대로 마실 수 있다. 학교는 수익금 때문에 학생들의 건강을 생각하지 않는 경우가 많다.

비행학생은 일반학생보다 청량음료를 더 많이 마시는 경향이 있다. 일본 고등학생은 평균 하루 3~5캔 마시는데 비해 비행 청소년은 더 많이 마신다고 한다. 그래서 등교거부 학생에게 마음대로 마시게 하였더니 7시간 동안 23캔이나 마신 예도 있다.

등교거부 학생 중 아침밥을 먹는 학생은 10%뿐이고 저녁도 라면으로 때우며 채소는 거의 먹지 않는 등 영양의 불균형이 심했다고 한다.

식품첨가물을 섭취하면 비타민과 무기물이 식품첨가물을 제거하는데 쓰여서 뇌에 비타민과 무기물이 부족하게 된다. 그래서 공격적이고 충동적이고 폭력적이 된다.

우리는 하루 80여 종의 식품 첨가물을 하루 11 g 정도 섭취한다. 1년이면 4 kg, 50년이면 200 kg을 먹는 셈이다.

청소년폭력, 학원폭력도 식품첨가물이 원인인 경우가 많은데 일본의 경우 탄산음료소비가 폭발적으로 증가하면서 교내폭력이 시작되었다는 보고도 있다.

(9) 커피

커피를 하루 15~20잔 마시며 가정에서 폭력을 휘두르는 미국 주부가 커피를 하루에 5잔 이하로 줄이자 정신적으로 안정되었다는 보고가 있다.

(10) 과잉행동장애를 방지하는 음식

한 가지 음식이 과잉행동장애를 없애고 IQ를 높이며, 불안을 없애주는 만능영양성분은 없다. 그러나 음식이 마음에 영향을 미치는 것은 사실이다.

미국 아이오와대학에서 조사한 결과 아침을 거르면 뇌가 잘 작용하지 않아서 주의력과 집중력이 떨어진다. 그리고 과잉행동장애아는 일반 아이들 보다 증세가 더 심각하다.

아침밥을 먹으면 탄수화물이 포도당이 되므로 과잉행동장애를 진정시킨다. 그러나 탄수화물만 먹는 것은 좋지 않으며 영양소를 고루 섭취해야 한다. 즉, 몸의 온도를 올리고 뇌의 작용을 활발하게 하는 단백질, 소화·흡수 및 연소에 필요한 비타민, 무기물이 많은 채소 및 해조류도 필요하다.

신경전달물질인 노르아드레날린이나 도파민이 뇌에 부족하면 아이들은 과잉행동장애아가 된다.

과잉행동장애아에게 티로신을 많이 먹이면 뇌에 공급되어 신경전달물질을 많이 만들어서 스트레스가 줄어든다.

즉, 티로신은 과잉행동장애와 스트레스를 감소시키고 집중력을 높이므로 비타민과 무기물을 충분히 공급하여 행동, 상식, 감정을 개선시키고 의욕적으로 만들어야 한다.

등교거부 학생에게 칼슘이 많은 음식을 먹이면 즐겁게 학교에 가게 할 수 있다.

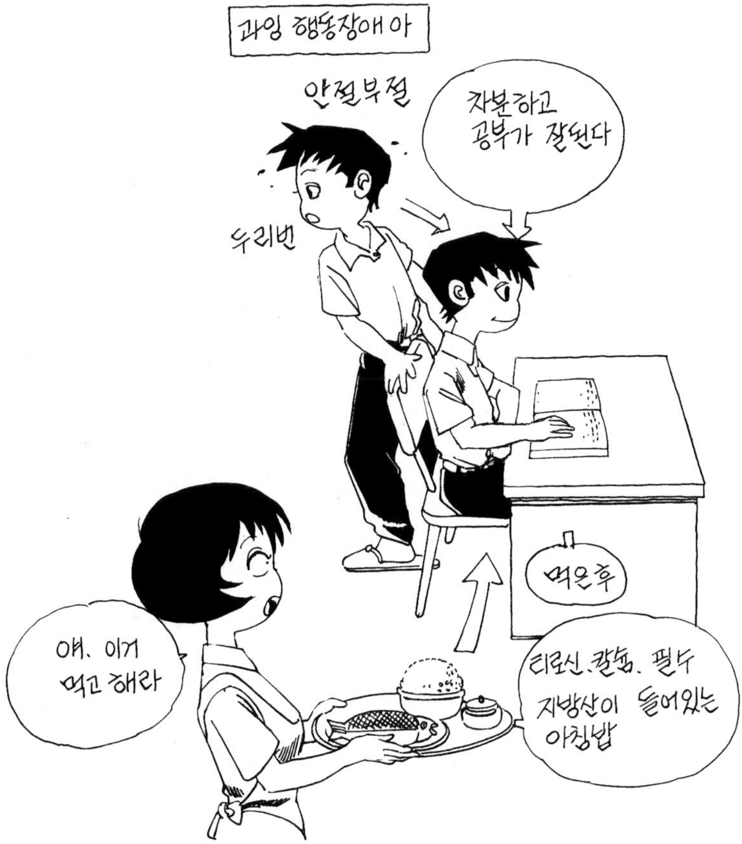
과잉 행동장애아
안절부절
두리번
차분하고
공부가 잘된다
먹은후
얘, 이거
먹고 해라
티로신, 칼슘, 필수
지방산이 들어있는
아침밥

(11) 필수지방산의 효과

당이나 식품첨가물은 아이들의 행동과 성격에 나쁜 영향을 미친다. 필수지방산이 부족해도 비행, 폭력, 성적 저하가 일어난다.

▚ 뇌신경을 안정화시켜서 기억력과 IQ를 높인다

뇌의 지방질은 미엘린초라는 신경섬유를 둘러싼 막에 가장 많다. 미엘린초는 신경전달이나 기억 등의 지적 활동을 하므로 지방질이 부족하면 기억력이 저하된다.

신경섬유를 구리전선이라고 하면 미엘린초는 전선을 보호하는 껍질이다. 따라서 미엘린초가 결핍되면 합선되어 전선이 끊어지거나 혼선되는 것과 같은 일이 일어난다. 미엘린초는 불포화지방산이 만들며, 뇌의 발달기, 즉 태아기나 유아기에 빠르게 증가하므로 이때 지방질을 충분히 섭취해야 뇌가 잘 발달한다.

원숭이의 경우 영양분을 충분하게 공급하지 않으면 불포화지방산이 아니라 포화지방산이 많아져서 뇌가 정상활동을 하기 어렵게 된다고 한다.

필수지방산은 뇌 구성 지방질의 40~50%를 차지하며, 결핍되면 불안정해지고 화를 내며, 거칠거나 이상한 행동을 한다. 아주 심하면 혼수상태에 빠진다.

이런 과잉행동증을 보이는 아이들에게 필수지방산을 먹이면 3분의 2가 낫는다고 한다.

불포화지방산이 많은 음식

다가불포화지방산인 리놀산과 리롤렌산은 어류, 열매, 식용유, 두류에 많다.

그러나 다가불포화지방산이 많은 것 중에는 포화지방산도 많은 것이 있으므로 다가불포화지방산 함량만 생각하고 많이 섭취하면 포화지방산도 많이 섭취할 수 있다. 그러므로 포화지방산에 비하여 불포화지방산 함량이 적은 것을 골라야 한다.

이런 것으로는 호도, 땅콩, 정어리, 꽁치, 고등어, 굴, 오징어, 문어, 새우 등이 있다.

호도는 100 g 중 지방질이 86.7 g 들어 있는데 그 중 70%가 다가불포화지방산인 리놀산으로 함량이 가장 높다. 뇌신경을 안정시키는 칼슘도 100 g에 85 mg이나 들어 있고, 신경 비타민 B군도 많으며 비타민 A와 니아신도 많이 들어 있다.

소나 돼지 등의 육류는 포화지방산이 많이 들어 있다.

(12) 과잉행동장애의 조사

부모가 아무런 지식도 없이 아이에게 과잉행동장애 문제가 있는지 판단하기는 어렵다. 그러므로 다음 표로 체크하여 문제가 있으면 식사요법을 행하는 것이 좋다.

항목마다 점수는 네 가지로 하여 전혀 아니다 0점, 약간 그렇다는 1점, 상당히 그렇다는 2점, 매우 그렇다는 3점으로 한다.

여자는 15~17살을 제외하면 남자보다 점수가 낮다. 여아가 13점 이상이면 문제지만 남자아이는 20점 이상부터 문제이다. 남자 아이들이 문제가 더 많기 때문이다. 여아는 15~17살 외에는 나이를 먹으면서 점수가 낮아진다. 어릴 때일수록 문제가 많기 때문이다.

[아동의 과잉행동장애 체크 리스트]

문 제 행 동	점 수
침착하지 못하다. 부산하게 활동한다.	
흥분하기 쉽고, 충동적이다.	
다른 애들을 귀찮게 한다.	
어떤 일을 끝까지 하지 못한다 (집중하는 시간이 짧다).	
항상 초조해 한다.	
주의가 산만하다(항상 딴전을 피운다).	
요구가 바로 충족되지 못하면 참지 못한다 (욕구불만을 일으킨다).	
자주 운다.	
갑자기 기분이 바뀐다.	
울화가 폭발한다(폭발적이고 예상할 수 없는 행동).	
합 계	

평가 점수 : 전혀 아니다 0점, 약간 그렇다 1점, 상당히 그렇다 2점, 매우 그렇다 3점

[아동의 과잉행동장애 평가 척도]

나 이	여 자	남 자
3~5	21	27
6~8	12	18
8~11	14	20
12~14	7	13
15~17	16	13

[사춘기 아이들의 자기평가 체크리스트]

항 목	결 과	점 수
집중력	일시에 한 가지에 집중할 수 없다.	
	마음이 동요한다.	
	가만히 독서하기 어렵다.	
침착성	오랫동안 앉아 있을 수 없다.	
	숙제할 때 일어나거나 돌아다니지 않고는 있을 수 없다.	
	앉아있어도 마음은 안정되지 않는다.	
자제심	뛰기 전에 보지 않는다(앞일을 생각하지 않고 행동하고 만다).	
	생각하지 않고 말한다.	
	갖고 싶은 것이 있으면 억누를 수 없다.	
화	화가 순식간에 난다.	
	안절부절하는 일이 많다.	
감정	신경질적이다(바로 흥분한다).	
	슬프거나 우울하게 되는 일이 많다.	
	걱정이 많다.	

평가 점수 : 전혀 아니다 0점, 약간 그렇다 1점, 상당히 그렇다 2점, 매우 그렇다 3점

사춘기는 슬픔, 노함, 공포, 굴욕, 무감동 등을 경험하는데 다른 사람의 관찰보다 자기평가가 좋다. 아이들이 커서 반응이나 기분 내키는 대로 행동하지 않으므로 겉으로 드러나지 않는 경우가 많기 때문이다. 따라서 자신에게 직접 쓰라고 하는 편이 효과적이다.

그러나 이런 표로 한번 평가하여 판정하는 것은 무리이므로 1~2주일 계속 평가하여 결과를 얻어야 한다.

나쁜 결과가 나온다고 하여 심각한 문제가 있는 것은 아니며 판단이 주관적일 수도 있으므로 의심스러우면 전문가와 상담하도록 한다. 이 표는 진단이라기보다 아동의 행동 변화를 추적하는 데 유효하다.

(13) 음식이 행동에 미치는 영향 평가

위의 표로 분석하여 아이가 과잉행동장애일 경우, 음식을 바꾸어서 아이의 과잉행동장애가 개선될 수 있는가 평가한다.

음식이 비행이나 범죄행동의 원인이 아닌 경우도 있으며, 비행, 행동문제, 학습장애의 원인이 음식이더라도 음식요법으로 고쳐질 수 없는 경우도 있으므로 다른 방법도 함께 적용해야 하는 경우도 있다

방법은 식사내용을 약간 바꾸어 아이의 변화를 살피는 것에서 시작한다. 그러나 매일 마시던 콜라를 마시지 못하게 하자 변화가 일어났다고 하여 콜라만에 의한 영향으로 보면 안된다. 즉, 다른 음료도 마시던 것을 주지 않으면 같은 결과가 나올 수 있기 때문이다. 콜라를 주지 않는 대신 우유 같은 것을 주는 것이 콜라의 영향을 정확하게 알 수 있다.

이렇게 하면 처음에는 아이들이 저항하게 되므로 바꾼 것이 습관이 될 때까지 처음의 영향은 고려하지 말아야 한다.

그리고 밥의 내용을 바꾸었으므로 무엇인가 달라질 것이라는 선입감과

플라세보(가짜약)효과에 주의한다. 따라서 아이들에게는 새로운 밥 프로그램을 알리지 않도록 한다.

밥에 변화를 가하면 일시적으로 개선이 되지만 해당 변화에 의한 것인지 알아보기 위해서는 하나는 변화를 준 것, 또 하나는 변화를 주지는 않았으나 변화를 가한 것으로 위장하여 함께 주어 차이가 있을 경우에만 유효성이 있다.

특정 음식이 아이들의 행동에 영향을 미친다고 생각하는 사람이 많겠지만 이상과 같이 정확한 방법으로 조사하면 증명이 되지 않는 경우가 많다.

구체적인 방법으로는 아이의 행동을 돕거나 저해하는 음식, 식사형태, 음식형태를 찾아내기 위해 당을 빼거나, 단백질을 가하거나, 단백질에 당을 가하거나, 식품첨가물을 빼서 실험하는데 여기에는 다음과 같은 요령이 필요하다.

첫째, 음식이 영양적으로 완전한가, 식사가 나이에 알맞은 영양소를 갖추었는가를 확인한다.

둘째, 목표행동을 제한하고 조사행동을 구체적으로 하여 오해의 소지를 없앤다.

셋째, 행동을 기록하는데 시간이 지날 때마다, 목적행동이 어떤 상황에서 어떤 기간 중에 몇 번 일어났는가를 기록한다.

넷째, 기준행동을 기록한다. 밥을 바꾸기 전의 행동량, 행동의 지속기간, 강도를 측정하여 평가하고 얼마나 안정되어 있는가를 기록한다.

다섯째, 행동의 기준을 확실히 하고 음식을 바꾼다. 행동을 개선하거나 악화시키는 음식을 일정량 주고 음식은 한 번에 한 가지씩만 바꾼다. 여러 가지를 한꺼번에 바꾸면 어느 것에 의해 효과가 나타나는지를 판단할 수 없다.

여섯째, 음식을 바꿀 때 수일간은 표적으로 하는 행동을 계속 기록한다. 문제행동이 개선되었는지 어떤지를 알기 위해 음식을 변경하기 전후의 표적행동의 출현율을 비교한다.

다음 표는 아동의 행동상의 문제가 어느 정도인가 나타내고 있다. 이 표는 6살에서 12살까지의 아동 482명을 대상으로 어머니에게 질문하여 얻은 것이다.

[아동의 행동상의 문제]

행 동	출현율 [%]
공포와 걱정	43
오줌싸기 (1년간)	17
악 몽	28
짜 증	80
손톱깨물기	27
뱀에 대한 무서움	44
다른 사람의 안경, 접시 등에 대한 무서움	49

이들 문제행동은 저절로 없어질 수도 있지만 잘못 대처하면 나쁜 결과를 가져올 수 있다. 예를 들어, 초등학생 때가 지나면 밤에 오줌 싸는 일은 없어지지만 오줌 싸는 것이 부끄럽고 나쁜 일이라고 느끼게 하면 나쁜 결과를 가져 올 수 있다. 5살 이하에서는 짜증이나 반항적 태도가 나타나는데 심하면 일생 성격과 행동에 문제가 나타난다. 이러한 문제를 부모가 대처할 수 없는 것으로 생각되면 의사, 선생님과 상담한다.

그러나 '상당히' 나 '매우' 라는 판단은 주관적인 경우가 많아 개인 오차가 심하지만 이런 판정을 받으면 불안해진다. 그래서 가정생활과 학교생활, 다른 사람과의 어울림에서 무슨 문제가 있는 경우를 '상당히' 라고 하고 기능적으로 심한 장애가 있는 경우를 '매우' 라고 가이드라인을 정하는 것이 좋다.

17

뇌에 해로운 음식과 첨가물

(1) 패스트푸드와 인스턴트식품

쌀은 소비가 줄고 육류나 인스턴트식품, 패스트푸드 섭취율이 증가하고 있다. 스낵 식품이나 과자 등의 가공식품은 기름에 튀긴 것이 많은데 기름은 산화된다. 냉동 냉장해도 속도만 늦춰질 뿐 산화되는 것은 막을 수 없다. 지방질은 산화되어 과산화지질이 되는데 과산화지질은 뇌에 독으로 작용한다.

동물성 지방질을 많이 먹으면 집중력과 지구력이 떨어져서 선생님 말을 듣지 않고 떠들거나 딴전을 피우므로 공부를 잘 하지 못하게 된다.

햄버거, 통닭, 도넛, 감자튀김은 포화지방산과 트랜스지방이 많아 뇌에 좋지 않으므로 머리를 나쁘게 한다.

지방질이 많은 음식을 먹으면 살이 쪄서 혈관을 축소시키고 뇌에 콜레스테롤이 부착하여 뇌기능을 저하시킨다. 물론 콜레스테롤은 몸과 뇌에 필수적인 성분이지만 나쁜 작용을 하는 것이 있다.

패스트푸드는 기름도 많고 해로운 트랜스지방도 있으며 비만과 성인병

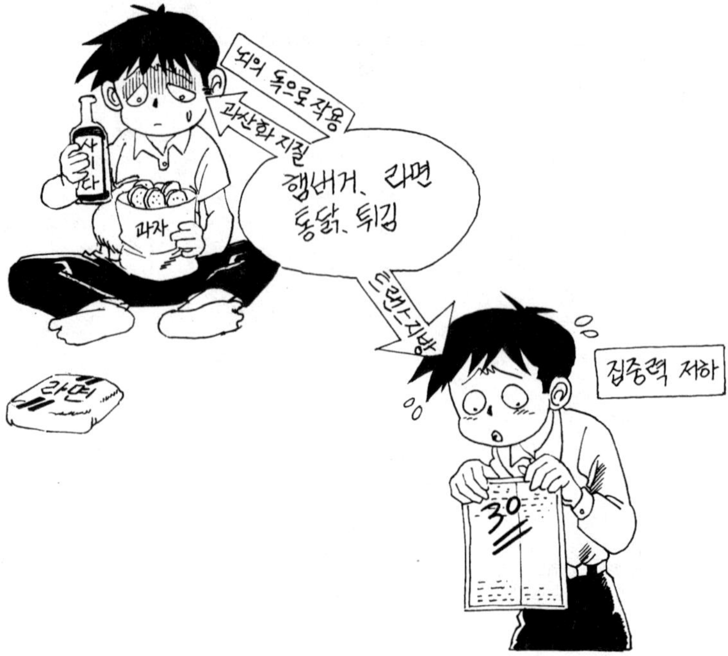

을 일으킨다. 패스트푸드사들은 이윤이 가장 많이 남는 탄산음료를 많이 팔기 위해 무차별 광고를 하는데, 탄산음료 한 깡통에는 열 수저분의 설탕과 카페인이 들어 있다. 코카콜라를 가장 많이 소비하는 곳도 햄버거 회사이다.

우리나라도 아이들과 청소년들이 가장 먹고 싶어 하는 것은 통닭, 햄버거 등의 패스트푸드로 날로 번창하고 있다. 패스트푸드는 많은 문제가 있으나 다국적 거대사이기 때문에 힘에 밀려서 어쩔 수 없는 경우가 많다. 일본의 패스트푸드사 중에는 '어린이에게 된장과 간장 맛을 모르게 하라'는 전략을 세운 곳도 있다고 한다.

미국 사람이 1년에 먹어치우는 패스트푸드는 1,100억 달러어치이며, 맥도날드는 지점이 전 세계에 2만 8천개 있다. 패스트푸드사는 미국 최대의 쇠고기, 돼지고기, 감자의 구입처이고 세계에서 가장 많은 부동산을 소유

하고 있다. 미국 패스트푸드사들은 1970년대에 닉슨 대통령에게 거액의 정치자금을 기부하며 노동자의 안전과 식품안전, 최저임금보장을 반대하는 로비를 하였다. 패스트푸드 덕에 성장한 식품산업 복합체들은 소규모 목축업자들을 망하게 하였으며, 10대를 종업원으로 쓰면서 노조를 만들지 못하게 하고, 저임금을 주면서 초과근무를 시키고 있다.

(2) 소금

소금은 인체에 0.7% 함유되어 있는데 혈액, 소화액, 조직액 등에는 0.8% 들어 있다. 소금은 삼투압과 pH를 조정하고 세포의 신진대사를 담당하고 소화액인 위액의 염산을 만들고 신경과 근육의 흥분을 촉진한다. 그러므로 섭취하지 않으면 살 수 없다.

지방질과 소금을 많이 먹으면 혈관이 수축하여 심장에 부담을 주며 혈압을 내려서 뇌로 가는 혈액을 줄이므로 머리회전이 느려진다. 또한 고혈압을 일으켜서 뇌를 노화시키고 뇌졸중(腦卒中)을 일으킨다. 뇌졸중은 뇌가 졸도중이라는 의미인데 중풍을 말한다.

보통 사람은 소금을 하루 10 g 이하, 일반 고혈압인 사람은 8 g 이하, 심한 고혈압인 사람은 4~6 g 이하로 섭취해야 한다.

(3) 니코틴

커피와 차, 담배에 들어 있는데 뇌에 해롭다. 니코틴은 담배의 알칼로이드로 신경전달물질인 아세틸콜린과 구조가 비슷하다. 맹독성이므로 뇌로 직접 들어가면 큰일이지만 담배를 피워서 흡수되는 정도로는 죽지 않는다.

담배 한 갑을 피우면 20~40 mg의 니코틴을 흡입한다. 담배는 각성제와 같이 도파민이나 노르아드레날린 분비를 증가시켜서 니코틴이 일시적으로 안정감을 주고 긴장감을 해소시켜 주지만 습관성이 되어 끊을 수 없다. 니코틴은 심장박동, 혈압, 타액분비 작용을 증가시키고 뇌에 대한 자극 작용도 한다. 또한 연기에 들어 있는 수많은 화학물질은 암이 발생하도록 돕는다.

담배는 금단증상이 생겨서 끊기 힘들고, 억지로 끊으면 불안하고 초조해지며, 심한 경우 환청이나 환각, 고통이 생긴다.

(4) 드링크제

알코올과 카페인은 뇌에 영향을 미쳐서 습관적(의존증)으로 먹거나 마시게 한다. 알코올은 술에, 카페인은 커피, 홍차, 차에 많이 들어 있으며 약이나 식품에도 들어간다.

약으로 만들어진 드링크제에는 수많은 약성분이 들어 있는데 정상인이 마시면 뇌에 해로운 것들이 많다. 그래서 드링크제를 마시면 어지럽고 취하는 경우도 있다.

드링크제를 약으로 허가 받으려면 시간과 노력과 비용이 들기 때문에 식품으로 허가를 받는다. 사람들은 제약회사에서 만들었기 때문에 약으로 생각하며 겉모습도 드링크제 약과 같으므로 약으로 알고 사 마신다. 양은 50~100 ml 밖에 되지 않고 성분도 청량음료와 다를 바 없는데도 청량음료보다 몇 배나 비싸다.

드링크제가 약인지 청량음료인지는 상표에 의약품으로 허가 받았는지 식품으로 허가 받았는지 써 있으므로 살펴보면 알 수 있다. 그러나 이런 것을 구분하는 일반인들은 많지 않다.

식품과 약품을 구분할 수 없게 만들어 놓은 것은 국민건강보다는 제약

업계의 이익을 위한 것이다. 즉, 약품은 슈퍼 등에서 팔 수 없게 하면서 식품은 약국에서 약인 것처럼 팔게 하는 것이다.

우리나라 사람들은 약은 몸에 좋은 것이기 때문에 멀쩡한 사람도 약을 먹으면 몸이 좋아진다고 생각한다. 문병 때나 남을 방문할 때 가벼운 선물로 드링크제를 한 박스 사 가는 경우도 많다.

(5) 라면

맞벌이부부의 자녀들이 집에 가면 부모가 돌아오지 않았기 때문에 라면으로 끼니를 때우는 경우가 많다. 비행 청소년은 컵라면이 주식이어서 영양을 고루 섭취하기 어려운 경우가 많다.

라면은 동물성 기름에 튀기며, 식물성 기름을 사용한다고 선전하는 것도 팜유를 사용하는 경우가 많다. 팜유는 동물성 지방보다 포화지방산이 많아서 동물성 기름보다 좋을 것이 없다. 라면을 오래 두거나 따뜻한데 두거나, 햇빛을 쏘이거나 공기에 노출시키면 기름이 산화되어 과산화물이 생긴다. 과산화물은 뇌는 물론 몸에도 좋지 않다.

라면에는 20여 가지의 첨가물이 들어가는데 스프에 소금도 많다. 그래서 스프 하나를 다 넣으면 짜다. 스프에는 MSG(글루탐산)이 많은데 나트륨이 결합된 것이라 소금과 같은 작용을 한다.

(6) 식품첨가물

음식에 들어 있는 식품첨가물은 화학물질로 뇌와 신경에 해롭거나 암을 발생시키는 것들이 많으며, 공격적이고 충동적이며 폭력적으로 만든다.

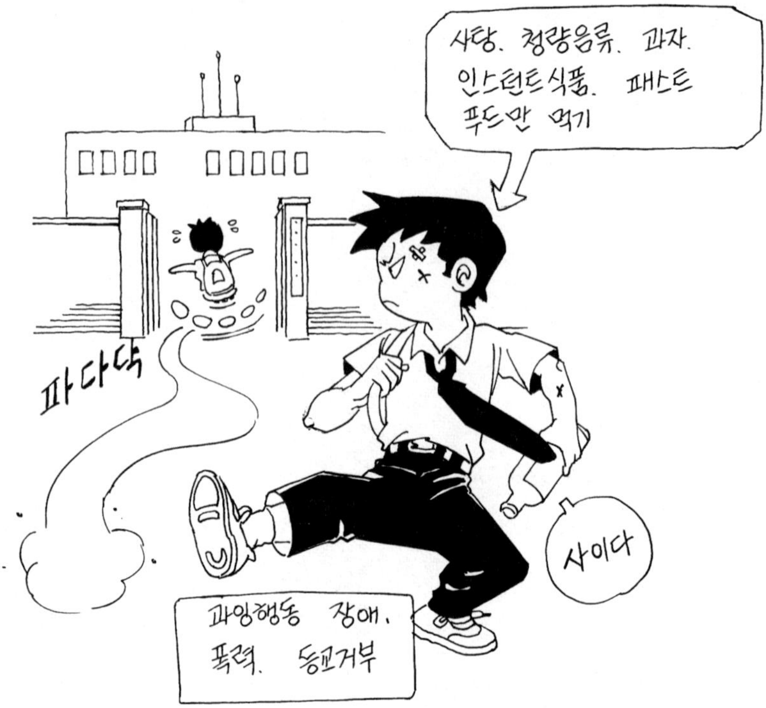

고추장과 된장에는 보존료라는 방부제가 쓰이는데 상하거나 곰팡이 끼는 것을 방지하기 위해서이다. 청량음료에도 많은 첨가물이 들어 있다. 이같이 첨가물이 들어가지 않은 식품은 없다.

사람은 하루 평균 41~46 g의 식품첨가물을 먹고 있다고 하므로 1년이면 15 kg의 화학약품을 먹는 셈이다.

인산염

인을 함유한 피로인산염, 메타인산염, 폴리인산염은 햄이나 소시지, 어묵에는 탄력성을 높이기 위해 넣고 아이스크림에는 끈기와 부드러움, 라면에는 쫄깃거림, 콜라에는 부드러움을 주기 위하여 넣는다.

인산염을 많이 섭취하면 칼슘이 잘 흡수되지 않아 뼈나 이, 신경, 근육 등 칼슘이 필요한 곳에 공급이 잘 되지 않는다. 신경에 칼슘이 부족하면 신경과민이 되어 작은 일에도 화를 내고 참을성이 없어지며, 주의력이 산만해지고 정서가 불안정해져 공부를 잘 하지 못하게 된다.

청량음료, 햄, 소시지를 많이 먹는 아이들은 인산염 때문에 칼슘을 빼앗겨서 뼈가 약해지고 신경에 이상이 생겨서 작은 일에도 신경질 낸다.

MSG

MSG는 우리나라에서는 미원이라는 상표로 팔리고 있는데, 글루탐산이라는 아미노산에 나트륨이 하나 결합된 화학물질로 맛있는 맛을 내는 조미료이다. 이것은 분자가 작으므로 태반을 통과해서 태아의 뇌에 해를 끼친다. 백인들은 하루 3g 이상 복용하면 중국집증후군이라는 증세로 얼굴경직, 가슴압박, 전신경직, 불쾌감, 작열감, 호흡곤란, 안면마비가 나타난다.

착색제 - 황색 4 호

황색 4 호 등의 합성착색료는 라면, 햄, 비엔나소시지 등의 육가공품에 많은데 전두엽을 상하게 하여 의욕을 잃게 한다.

합성색소는 철분이나 효소와 어울려 혈액뇌관문을 쉽게 통과하여 전두엽까지 침범한다. 유아는 혈액뇌관문이 발달하지 않아서 치명적이며, 주의력 부족, 과잉행동증후군, 알레르기를 유발한다.

아스파탐

설탕의 200배나 달은 감미료로 코카콜라, 빵, 건과류, 다이어트음료, 술, 편두통 치료에 쓰인다. 뇌의 기능과 행동에 영향을 미치고 탄수화물을 과잉 섭취시켜서 비만이 되게 한다. 너무 많이 섭취하면 현기증, 관전통, 우울증, 두드러기가 생기고 당뇨병환자는 기억상실, 혼수, 사망까지 일어날 수 있다.

방부제

안식향산나트륨, 소르빈산칼륨, 벤조산나트륨, 살리실산, 데히드로초산나트륨 등은 빵이나 과자, 초콜릿, 사탕, 간장, 된장, 고추장, 어육, 유산균

등 대부분의 식품에 방부제로 사용한다. 섭취하면 중추신경마비, 염색체 이상 등이 나타날 수 있다. 안식향산은 운동성 저하를 일으킨다.

산화방지제

BHA, BHT, L-아스코르브산(비타민 C) 등은 식품의 색이나 품질이 변하는 것을 방지하기 위하여 크래커, 수프, 라드 및 쇼트닝, 주스 등에 많이 쓰이는데 발암성 논란이 있으며, 성호르몬 감소, 신경계통 이상증을 가져올 수 있다.

(7) 술

술에 뇌가 취하는 이유

술은 약이 되기도 하고 독이 되기도 한다.

뇌의 혈액·뇌관문은 이물질이 뇌로 들어가지 못하도록 하고 필요한 아미노산과 포도당은 통과시키며 수용성물질, 고분자물질, 전하를 띤 것은 통과시키지 않는다. 그러나 알코올은 이러한 혈액·뇌관문을 뚫고 뇌로 침입하며 니코틴, 카페인, 헤로인 등도 마찬가지이다.

뇌에는 전기신호가 엉뚱한 신경세포로 가지 않도록 절연작용을 하는 세포조직이 있는데 술을 마시면 알코올에 녹아 버리므로 신호가 흐트러져서 취하는 것이다. 알코올은 신경전달물질에도 영향을 주어서 뇌의 정보는 더욱 혼란하게 된다. 그래서 술을 많이 마시면 뇌에 손상이 온다.

술을 계속 많이 마시면 알코올중독(의존증)에 걸린다. 술을 매일 마시면 알코올 의존증이 된다. 술을 잠시라도 마시지 않으면 손이 떨리고 식은땀이 나고 피부에 벌레가 기어 다니는 환각이나 환청이 생기는 금단증상이 나타나 끊을 수 없는데 이것은 마약의 금단증상과 같다. 술이 헤로인이나 각성제와 같은 약물로 작용하기 때문이다.

20년간 청주로 계산하여 5홉 이상 마신 사람의 뇌는 20~30% 줄어든다. 뇌가 줄어든 만큼 뇌기능도 저하되어 머리가 나빠진다.

어머니가 마신 술은 태아의 뇌에 해를 끼친다.

알코올은 태반을 통과하기 때문에 임산부가 술을 마시면 태아의 뇌에 해를 끼친다. 임산부가 술을 마셔서 태어난 아이는 뇌가 발육하지 못하고 성장장애, 지능저하, 언어능력과 사고능력의 저하가 생기며 행동장애 같은 중추신경계 이상증세가 나타난다. 뇌와 머리가 작거나 얼굴이 납작한 기형이 되기도 한다.

유럽에서 태어나는 아이들은 지능저하나 기형이 많은 데 임산부가 술을 많이 마시기 때문이라고 한다. 선진국에서는 1,000명당 두~세명의 아이가 태아 알코올증후군을 나타내며 알코올과 관계된 출산장애까지 포함하면 전체출산장애의 약 5%가 술을 마시기 때문에 일어난다고 한다.

그러므로 임산부는 절대 술을 마시면 안 된다.

알코올 중독을 일으키는 드링크

드링크와 청량음료는 알코올이 들어 있는 것이 많다. 술을 마시지 않았는데도 음주측정에 걸리거나 취하여 사고를 내는 것은 드링크제를 마셨기 때문이다.

사람들은 드링크제에 알코올이 있다는 것을 잘 모른다. 업체에서는 알코올을 팅크(tincture, 어떤 약품을 알코올로 묽게 섞은 액체)라고만 표시하거나 함량을 %가 아니라 그람으로 표시하는 등 알기 어렵게 표기한다. 알코올이 들어간 것을 모르게 하기 위한 수단이다.

알코올을 1% 이상 함유한 식품은 주세법에 따라 술로 취급된다. 그래서 드링크제나 청량음료의 알코올은 1% 미만이다. 드링크제의 알코올은 1% 이하지만 피곤하다고 드링크, 숙취에 좋다고 드링크, 몸에 좋다고 드링크, 선물용으로 드링크 등 아무 때나 마시면 취하거나 중독될 수 있다.

그리고 소아용 드링크제는 알코올을 사용하지 않아야 하는데 우리나라에서는 지켜지고 있는지 의문이다.

어렸을 때 알코올을 마시면 알코올 기호성이 강해져서 커서 알코올 의존증이 될 가능성이 커진다. 알코올 의존증은 간장장애와 췌장장애, 뇌 위축을 일으키고, 심하면 폐인이 된다.

␣ 알코올과 폭력성

알코올 중독자는 음식을 제대로 먹지 않으며, 알코올은 영양부족을 일으킨다.

알코올 중독자가 술을 마시면 알코올이 당과 인슐린 대사에 영향을 미쳐서 저혈당을 만든다. 저혈당이 되면 뇌의 포도당 농도가 낮아져서 뇌가 제대로 작용할 수 없고 폭력적이 된다. 만성적으로 술을 마시면 폭력성이 일상화된다. 그래서 범죄자 중에는 알코올 중독자가 많다.

폭력범죄자나 살인자들은 학교 다닐 때 이미 주의산만, 공격적 성격 등을 나타내는데 조사해보면 10대부터 술을 마신 사람이 많다.

과잉행동장애아는 건강인보다 알코올 중독에 걸리기 쉽고 가정에 알코올 중독자가 있으면 쉽게 알코올 중독이 되며, 공격성이 강해져서 폭력을 휘두르게 된다.

(8) 카페인

카페인은 자극성이 있어서 성장기 아이들의 뇌에 좋지 않다. 이뇨작용이 강해 야뇨증을 만들며 혈압을 높이므로 고혈압 환자에게 좋지 않다. 담배 피는 사람이 복용하면 혈압이 더 올라간다.

커피, 차, 콜라, 초콜릿, 드링크에는 카페인이 많이 들어 있다. 커피 한 잔에는 80 mg, 차에는 5～10 mg, 초콜릿 1개에는 20 mg, 콜라 캔 1개(약

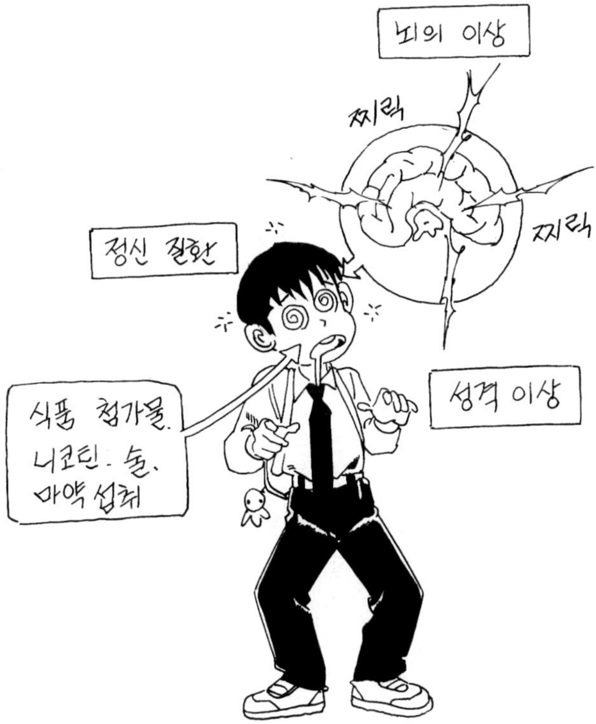

300~350 m*l*)에는 10 mg 정도 들어 있다. 녹차에도 커피 못지 않게 들어 있다.

카페인 중독은 불안과 초조를 일으킨다

카페인은 필로폰의 암페타민 같이 중추신경계와 교감신경계를 자극한다. 커피에 함유된 카페인은 중추신경 자극제로 소량일 때는 정신이 맑아지고 활력을 넘치게 하여 정신과 근육활동을 높이므로 잠을 쫓고 일의 능률을 높인다.

카페인은 일시적으로 피로감이나 졸린 것을 물리쳐 주지만 잠을 못 자게 하고 철분이 흡수되지 못하도록 방해하여 철분을 결핍시키므로 더 피로하게 만들어 공부를 잘 할 수 없게 된다.

결국 불안과 초조를 일으켜서 신경질적이 되게 하는데 만성 카페인 중독은 두통, 불면, 소화불량을 일으킨다.

카페인 중독은 금단증상을 나타낸다

아침에 마시는 한 잔의 커피는 상쾌한 청량제가 될 수 있지만 오래 마시던 사람이 마시지 않게 되면 초조, 두통, 피로, 오심, 전신통증과 같은 금단증상이 올 수 있다. 커피나 홍차나 녹차를 항상 마시는 사람은 하루 400~500 mg(4~5잔)의 카페인을 섭취해도 각성효과가 크지 않다고 한다.

기형아를 낳게 한다

임산부가 하루에 3, 4잔씩 마시면 카페인이 태아의 뇌로 들어가서 기형아를 많이 낳는다고 한다. 그래서 미국 식품의약국은 임산부에게 카페인을 함유한 식품과 의약품을 먹지 말라고 권고하고 있다.

과잉행동장애와 성장장애를 나타낸다

커피, 콜라, 홍차, 녹차, 초콜릿 등 카페인을 많이 먹는 초등학생은 30%가 과잉행동장애를 나타내서 과격해진다. 그리고 성장이 멈추어서 키가 크지 않는다. 초콜릿은 설탕도 많이 들어 있어서 저혈당을 초래하여 과잉행동장애를 촉진한다.

비만을 만든다

카페인은 혈당을 감소시켜서 식욕을 자극하므로 비만이 되게 하고 칼슘을 소비한다. 카페인 음료를 하루 4잔 마신 아이들은 행동은 극단적이지만 학습능력에 큰 문제는 없다. 하루 8잔 내지 12잔 마시는 아이들은 학습능력이 떨어지는데 커피를 더 많이 마실수록 학습능력은 더 떨어졌다. 그리고 비만이 나타난다. 나이가 많을수록 커피는 비만을 많이 만들고 학습능력을 더욱 저하시킨다.

(9) 청량음료

설탕을 많이 먹어서 생기는 증상을 페트(PET)병 증후군이라고 하는데 청량음료를 계속 마시면 저혈당증이 되어 성격과 행동이 바뀌기 때문이다. 페트병은 플라스틱 페트병으로, 청량음료를 의미한다.

청량음료에는 설탕과 첨가물이 많이 들어있다. 쥐에게 설탕을 많이 먹이면 미친 것 같은 이상행동을 보인다. 뇌의 도파민이라는 신경전달물질이 소모되어 부족해지기 때문이다.

영국의 그레이트 오몬드 스트리트병원에서 과잉행동장애아 76명에게 합성첨가제가 들어 있지 않은 음식을 먹게 하자 그중 81%가 정서적으로 안정되었고, 피부염, 중이염, 편두통도 좋아졌다고 한다. 즉, 인공착색료와 보존료가 아이들에게 가장 치명적인 것이다.

(10) 마약

인간을 파멸시키는 마약

마약은 한번 빠지면 헤어나오지 못하여 뇌와 몸이 망가진다.

마약중독은 생각, 감정, 행동을 약물이 지배하는 상태로 마약을 사용하지 않고는 정상적인 생활을 할 수 없다. 중독되면 전혀 다른 사람으로 변하여 가족과 주변사람들에게 피해를 입히고 약물을 사기 위해 사채, 카드, 도둑질, 강탈도 서슴지 않는다. 양을 계속 늘리려고 하며 약물에 대하여 정신적으로나 신체적으로 의존하게 된다.

마약을 끊으면 심한 정신적·육체적 고통이 온다. 이것을 금단증상이라고 하는데 견디기가 매우 힘들므로 다시 약물을 얻기 위해 범죄도 서슴지 않는다.

중독자는 몸이 무겁고 짜증이 나며 의심과 경계심, 적개심과 공격성이 증가한다. 심해지면 수치심과 도덕성마저 사라지고 피해망상과 환청, 환시 등 정신병적 증상이 잦아지면서 자살충동에 사로잡힌다. 여성중독자는 정신박약아나 기형아 출산 가능성이 높다. 마약 때문에 재산을 탕진하고 가족에 대한 폭력과 문란한 성관계로 가정이 파탄된다.

청소년의 마약중독

가족에게 알코올중독, 도박중독, 여자중독 등 문제가 있거나 좌절로 인한 우울, 성격결손, 자기 통제력 부족, 심리적 고통, 부모의 방탕, 사랑 결손 등이 있을 때 청소년은 약물중독에 빠지기 쉽다.

청소년기에 약물중독에 빠지면 나태하고 무책임하게 되어 공부를 못하고 직업을 갖지 못하게 되어 평생 남에게 기대어 살게 되며, 꿈을 잃고 비참함과 패배감으로 폐인이 되어 건강과 정신을 해치고 마약에 손대기 시작하여 결국 정신병동이나 감옥으로 가게 된다.

본격적으로 마약을 사용하게 되면 범죄, 성격변화, 성장지연, 기형아 출산, 성불구, 건강장애, 우울증 및 자살, 불안, 정신병 등이 생기고 가족에게서 버림받으며 가정경제를 파괴시키고, 강도, 폭행, 강간 등 범죄를 저질러 파멸에 이르게 된다.

마약류의 종류

의식이나 마음 상태를 변화시키는 것으로는 진정수면제, 항불안제, 알코올, 카페인, 담배 등의 합법적인 것이 있다. 그리고 아편류, 정신자극제, 환각제, 방향성 물질(본드 등) 등이 있다. 마약은 진통 및 마취효과를 내며 의존성을 일으키는 약물로 양귀비, 모르핀, 필로폰, 코데인, 코카인, 마리화나(대마초), 헤로인, 야바, 엑스터시, LSD, PCP 등이 있다.

18

태아와 신생아의 뇌영양

뇌는 유아기, 사춘기에 계속 발달하며 뇌에 필요한 영양은 나이에 따라 다르므로 성장에 맞추어 영양을 보급해야 뇌를 발달시킬 수 있다. 필수 영양소가 결핍되면 뇌의 성장은 지연된다.

뇌의 에너지 요구량도 뇌 발육에 따라 변한다. 아동이 단 것을 갑자기 탐식하는 것은 뇌연료인 포도당이 필요하기 때문이다.

임신 후기에 태아의 신경세포가 거의 다 자라므로 이때 임산부의 영양이 나쁘면 태아의 뇌에 큰 장애가 생긴다. 그 후는 신경세포가 다 자란 뒤이므로 임산부의 영양상태가 태아의 뇌에 큰 영향은 끼치지는 않는다. 그러나 임산부 식사를 너무 제한하거나 편식하면 태아의 건강에 좋지 않다.

태교를 위해서는 영양이 균형 잡힌 식사를 해야 한다.

(1) 머리를 나쁘게 하는 뇌영양실조

원숭이 먹이를 모유, 인공모유, 영양부족, 극도의 영양부족으로 나누어서 8개월 키웠을 때 극도로 영양이 부족한 원숭이 뇌의 지방질에는 뇌활동을 저해하는 포화지방산이 많았다고 한다. 즉, 뇌에 영양실조가 생긴 것이다.

사람도 성장기 아이들이 영양이 결핍되면 심각한 지능장애로 머리가 나빠지는 것은 물론 성격장애도 생긴다.

그래서 뇌영양적으로는 주린 배를 움켜쥐고 노력하여 과거에 급제하였다는 말이나, 형설의 공은 있을 수 없으며, 잘 먹고 잘 사는 집 아이들의 머리가 좋을 수밖에 없다.

그러나 영양상태만 개선한다고 하여 문제가 해결되는 것은 아니다. 영양실조는 가난과 교육수준이 낮은 데서 발생하기 때문에 가난과 교육수준을 함께 개선하지 않으면 좋아지지 않는다. 즉, 환경이 나쁜 데다 음식까지 부족하면 뇌에 훨씬 해로운 결과를 초래한다.

가난하지 않은 집도 어머니의 무관심이 아이의 뇌영양실조를 초래할 수 있다. 애를 잘 돌보지 않아서 울어도 신경 쓰지 않으면 아기는 쇠약해져서 잘 움직이지 않게 된다. 그러면 더 신경 쓰지 않게 되고 결국 아기는 뇌영양실조에 걸리게 된다.

(2) 태아와 유아의 뇌발달

▸ 임신 3개월 : 뇌세포 형성

수태가 이루어지면 3개월에 뇌세포가 완성되는데 세포분화를 거친다. 즉, 일반세포가 전문화되어 뇌세포, 눈세포, 피부세포 등으로 변한다. 이때 산모가 먹는 음식이 태아의 뇌를 만든다.

수정 후 26일째 태아는 3 mm, 2개월 반이 되면 8 mm가 되고 간뇌 부분이 구부러지면서 발달한다. 임신 3개월째가 되면 태아의 대뇌 신피질이 어른과 수준으로 성장한다.

신경계(뇌, 척수, 신경)는 신경판이라는 세포판이 영양성분을 받아 발달하고 접혀서 신경홈이 되고 막혀서 신경관이 되는 데, 이 관에서 척추 끈과 뇌엽(중뇌, 후뇌, 전뇌)이 나무 몸통에서 큰 나뭇가지와 잔 나뭇가지가 나오는 것 같이 생긴다. 그러므로 임산부는 이때 영양소를 고루 섭취해야 태아의 뇌가 발달한다.

▚ 임신 3~6개월 : 뇌세포 분화

뇌는 수백만 개의 신경단위라고 하는 신경세포, 즉 뇌세포로 되어 있다. 신경세포는 신경섬유, 세포체, 신경섬유돌기로 되어 있다.

임신 3~6개월째는 세포분열로 신경세포가 거의 다 생기므로 필요한 영양을 충분히 공급해야 한다. 임신 6개월째는 뇌세포분열은 끝나서 뇌세포는 더 증가하지 않는다.

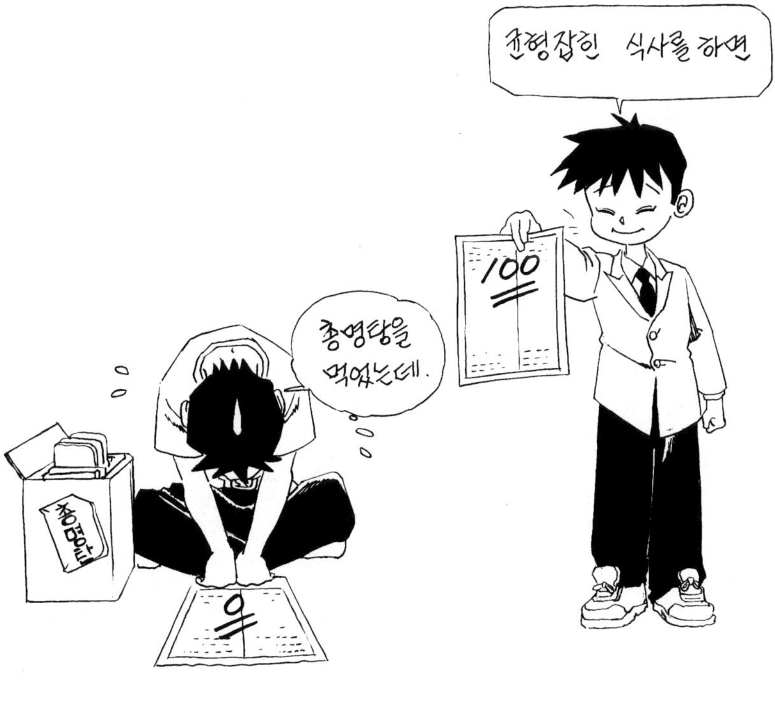
균형잡힌 식사를 하면
100
총영탕을
먹었는데.
총명탕

▚ 임신 말기~5살 : 뇌세포 발달

뇌는 임신 7개월에 성장을 시작하여 출생 후 3년에서 5년까지 급성장한다. 뇌세포는 1/5만 완성되어 태어나므로 머리는 성인의 25% 무게지만 1 살이 되면 70%가 되고 3살이 되면 80%에 달할 정도로 빠르게 큰다.

2개월째는 머리와 신장의 비가 1 : 1, 5개월째는 1 : 3이 되어 몸에 비해 머리의 비율이 작아지며, 태어날 때는 1 : 4가 된다. 태어날 때 머리는 크지만 신경섬유와 수상돌기가 발달되지 않았으므로 아기는 걷지도 말하지도 못하고 배가 고프거나 배설했을 때만 운다.

머리가 좋아지게 하려면 임산부가 먹는 음식과 아이가 태어나서 5년동안 먹는 음식을 잘 공급해야 한다.

(3) 1~5살 아이의 뇌영양

신생아의 뇌는 370~400 g이지만 6개월이면 2배인 800 g, 7~8살에는 어른 뇌의 95% 무게가 된다. 신경세포의 수상돌기가 발달하여 신경접합부가 늘어나 뇌가 치밀해졌기 때문이다. 3~4살까지의 뇌는 신경접합부가 형성되어 급속히 성장한다.

뇌도 영양이 부족하면 성장하지 못하므로 3살부터 5살까지는 하루 다섯 끼를 준다. 그 중 2번은 간식으로 준다. 인스턴트식품이나 과자보다 우유나 뇌에 좋은 식품이 뇌 발달에 훨씬 좋다. 잘 먹어야 뇌세포가 영양을 고르게 섭취하여 사고활동이 활발해진다.

신경접합부가 발달되어 연결이 긴밀해져야 머리가 좋아 지는데 신경세포 수가 많아야 하는 것도 중요하지만 아이나 어른이나 수에는 차이가 없으므로 신경세포에서 수상돌기가 많이 나오도록 신경접합부를 늘려야 머리가 좋아진다. 신경접합부 발달에 단백질, 비타민 B_1이 부족하면 지진아가 될 수 있다.

어린이는 빠르게 크고 위가 작아서 자주 먹어야 하므로 다섯 끼 먹이는 것이 좋다. 그리고 자주 조금씩 먹이는 것이 한꺼번에 많이 먹이는 것보다 이용률이 높기 때문이다.

이때 뇌를 발달시키는 데 필요한 음식의 칼로리 구성은 엄마젖만큼 지방질이 많아야 하는데 백분율로 지방질 50%, 복합탄수화물 35~45%, 단백질 9~15%이다.

아미노산

어린이 뇌는 많은 아미노산이 필요한데 필수아미노산, 비필수아미노산 모두 필요하며 아미노산은 신경전달물질을 만든다. 필수아미노산 아홉 가지는 몸에서 만들 수 없으므로 음식에서 섭취해야 한다. 필수아미노산은 히스티딘, 이소루신, 루신, 페닐알라닌, 메티오닌, 리신, 트레오닌, 트립토판, 발린이다.

단백질은 칼로리의 8~15%를 섭취하는 것이 좋다. 달걀, 고기, 생선, 두류, 우유와 같은 음식은 어린이의 뇌 발달에 필요한 필수아미노산과 다른 아미노산을 공급해 준다.

지방질

지방질은 뇌의 50%나 차지하므로 어린이 뇌를 성장시키고 발달시키려면 칼로리의 42~50%를 지방질로 섭취해야 하며 그중 반은 포화지방, 반은 불포화지방이어야 한다. 어른과 달리 콜레스테롤도 많이 섭취해야 한다. 뇌의 신경과 세포를 만들어주기 때문이다.

긴사슬 다가불포화지방산은 뇌의 발육과 활성화에 필요하며, 섭취된 리놀산이나 리놀렌산등의 필수지방산은 아라키돈산 등의 긴사슬 다가불포화지방산의 원료가 된다.

그러나 뇌는 리놀산이나 리놀렌산으로부터 긴사슬 다가불포화지방산을 합성하는 양이 적어서 필수지방산뿐 아니라 긴사슬 다가불포화지방산도 직접 섭취해야 한다.

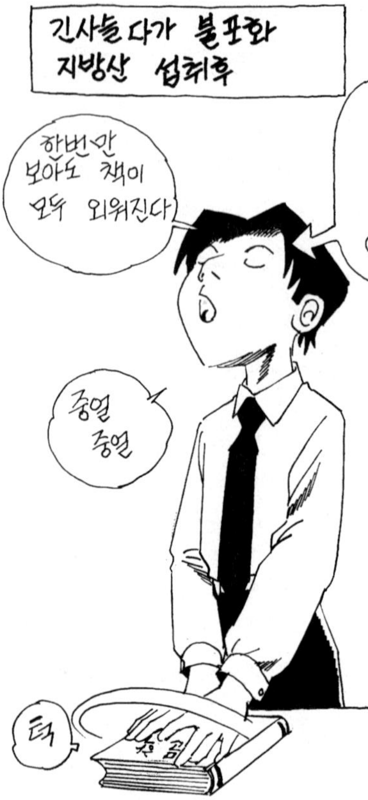
긴사슬 다가 불포화
지방산 섭취후
한번만
보아도 책이
모두 외워진다
DHA
중얼
중얼
탁

긴사슬 다가불포화지방산이 부족하면 학습력과 신경기능이 저하된다. 새끼 쥐의 뇌 발육에는 리놀산보다 아라키돈산의 효과가 2~3배나 높다고 한다.

임산부가 섭취한 리놀산이나 리놀렌산은 아라키돈산이나 DHA(도코사헥사엔산)가 되어 태아의 뇌로 공급되고 모유를 통해서도 갓난아기에게 공급된다. 그러므로 산모는 리놀산이나 리놀렌산이 많은 음식을 먹고 모유로 아기를 키워야 한다.

우유에는 긴사슬 다가불포화지방산이 많고, 칼슘도 흡수되기 쉬워서 우수하다. 그러나 시판 가공유제품은 불포화지방산을 환원시켜서 안정화시키기 때문에 시스형 불포화지방산이 트랜스형으로 변하여 불포화지방산의 역할을 하지 못한다. 트랜스형 지방질은 매우 해로우므로 아기는 모유로 키워야 한다. 이유식은 긴사슬 다가불포화지방산이 많은 것이 좋다.

생선에는 아라키돈산과 DHA가 많아서 발육기에 머리를 좋게 한다. 돼지고기나 소고기, 닭고기에 붙은 기름이 비만을 만들고 콜레스테롤이 많다고 하여 모두 제거하고 먹는 것은 좋지 않다. 지방질을 떼어내면 필수지방산까지 없어지고 지방질을 제한한다는 것이 단백질까지 제한하게 되기 때문이다.

탄수화물

뇌는 에너지를 많이 사용하므로 탄수화물을 많이 공급해야 한다. 모유를 건조하면 그 중 37%는 탄수화물(주로 유당)이므로 매일 35~45%의 탄수화물을 섭취시켜야 한다.

무게로 보았을 때 성인 뇌는 몸무게의 2%에 지나지 않는데도 에너지는 몸 전체의 20%를 소비하며 아이들의 뇌는 소비량이 더 높다. 신생아의 뇌는 생후 수 개월까지 몸무게의 16%를 차지하고 몸 전체 에너지의 50%를 소비한다. 그러므로 6살까지는 어른보다 탄수화물(포도당)을 더 많이 공급해야 한다.

포도당은 사탕이나 과자 등 단것보다 식사(녹말)를 통해 섭취하는 것이 좋다. 간식으로 단것을 주어도 좋지만 식사를 대신할 정도로 단 간식을 많이 주면 좋지 않다.

음식을 여러 번 나누어 먹을수록 몸에 축적되는 양이 적어서 살은 덜 찌지만 발육기 아이들은 동화량이 적어서 뇌가 완전히 형성되지 못하고 골격근이 발달하지 못한다. 그러므로 단것을 너무 못 먹게 하는 것도 좋지 않으며, 간식이 주가 되면 머리가 나빠지기 때문에 간식은 간식으로 그쳐야 한다.

그리고 단것 간식을 우유와 함께 주면 당을 이에서 닦아서 충치를 예방하고, 우유에 든 단백질과 지방질, 젖산 칼슘 등이 학습효과를 높여준다

사탕, 과자, 패스트푸드에 많이 들어 있는 당은 칼슘을 빼앗고 정신을

좋지 않게 변화시키므로 제한해야 한다. 당이 많은 음료수를 마시면 칼로리가 높아 식욕이 없어져 영양부족으로 신체발육이 더디고 뇌신경이 잘못된다. 그러므로 당이 많이 들어 있는 것은 가급적 피한다. 그러나 아이들은 못 먹게 해도 단것을 먹으려 하고, 단 것은 지천으로 있기 때문에 완전히 막을 수도 없다.

그러므로 간식을 주지 않을 수는 없는데 기름에 튀긴 것이나 소금기가 많은 크래커 등은 피한다.

▚ 비타민과 무기질

정상적인 식생활에서 비타민과 무기질이 부족한 일은 없지만 칼슘은 1살부터 보충해 주는 것이 좋다.

(4) 엄마젖이 머리를 좋게 만든다

아기 뇌에 모유 이상 좋은 것은 없다. 그래서 몸무게가 적게 태어난 아기도 엄마 젖으로 키우면 분유로 키운 아기보다 뇌가 더 빨리 자라서 머리가 좋아진다. 그래서 아이의 뇌에는 조제분유는 좋지 않다. 그런데도 미용을 위하여 아이들에게 젖을 먹이지 않는 어머니가 많아지고 있다.

사람의 젖은 55%가 지방질, 37%가 탄수화물, 8%가 단백질인데 만 3살까지 아이가 먹는 음식은 엄마젖 성분과 비슷해야 하므로 최소한 지방질 50%, 복합탄수화물 35~45%, 단백질 8~15%가 되어야 한다.

엄마젖에는 뇌의 성분이며 뇌를 발달시키는 아라키돈산과 DHA(도코사헥사엔산)가 우유의 10배나 들어 있다. 콜레스테롤도 많은데 아기뇌의 발달에 필수적이다.

엄마젖에 들어 있는 단백질은 뇌를 성장시키는 데 필요한 것들이다. 엄마젖에는 리소짐(lysozyme, 세균을 죽이는 효소)과 락토페린(lactoferrin, 면역성 증가)이 있어서 병을 막아준다.

당분으로는 유당이 6.6%에서 8.0% 정도를 차지한다.

그리고 뇌와 몸의 성장에 필요한 비타민과 무기질이 알맞은 비율로 많이 들어 있다.

(5) 갓난아기는 안고 젖을 먹여야 머리가 좋아진다

아기는 배고프거나 불쾌하면 운다. 그러나 배고프다고 젖만 먹여서는 안되며 젖을 먹이면서 얼러주거나, 쓰다듬거나, 얘기해 주거나, 안아 주어야 한다. 아기 혼자 우유병을 들고 먹게 하면 뇌가 잘 발달되지 않는다.

19

수험생의 뇌영양식

(1) 공부를 잘 하게 하는 뇌영양식

수험은 전쟁이다. 정답 하나로 합격 불합격이 갈려서 인생이 달라지는 경우가 많다. 영양사 면허시험도 문제 하나 차이로 당락이 결정되는 응시생이 3%나 된다. 따라서 문제는 하나라도 더 맞아야 한다.

합격하기 위해서는 공부, 식사, 운동 모두 중요하다. 끝까지 버틸 수 있는 체력도 중요하지만 음식은 건강과 공부로 혹사하는 뇌에 영양을 공급하므로 매우 중요하다.

그러나 공부 잘 하는 요령에 관한 책은 많지만 뇌의 식사에 대한 책은 적다.

기억력이나 머리회전이 나쁘다고 공부 잘 하려고 하지 않는 사람이 많은데, 천재는 갈릴레오, 모차르트, 아인슈타인 정도이며 천재와 일반인의 뇌는 거의 차이가 없다.

일반인도 뇌에 영양이 충분한 식사를 하면 기억력과 집중력이 강화되고, 시험 볼 때 긴장이 해소되며, 숙면을 하여 치밀하고 순발력 있는 머리로 만들어 능력을 최대로 발휘할 수 있게 된다. 머리가 좋고 나쁜 차이는 뇌의 차이가 아니라 뇌가 작용하는 방법의 차이이기 때문이다.

사람의 뇌는 약 140억 개의 뇌세포로 만들어져 있으나 실제로 활동하고 있는 것은 20~30% 정도이다. 그나마 천재라고 불리는 괴테나 아인슈타인이 그 정도이고 일반인들은 10% 정도만 쓰고 있다. 그러므로 잠자고 있는 뇌를 깨워서 작동시킬 수 있으면 기억력과 집중력을 발휘할 수 있다.

뇌를 깨우는 것은 음식에 달려 있다. 뇌는 대식가로 다른 장기와 비교할 수 없을 정도로 포도당, 혈액, 산소를 대량으로 필요로 한다. 성인 뇌는 몸 전체 무게의 2%에 지나지 않으나 몸 전체의 20%나 되는 혈액을 사용하며 당연히 산소도 몸 전체사용량의 20%나 사용하고 있다. 이같이 뇌는 많은 영양소를 필요로 한다.

배가 고프면 움직이기 싫다. 마찬가지로 뇌에 영양이 보급되지 않으면 머리가 멍하게 되어 움직이지 않고, 아무 일도 하기 싫어져서 공부를 해도 소용이 없다. 그래서 뇌가 필요로 하는 영양소가 많은 음식을 먹어야 대학입학이건 사법이나 행정고시이건 공무원시험이건 합격할 수 있을 것이다.

그러나 밥만 잘 먹는다고 뇌가 좋아지는 것은 아니며 단련을 해야 한다. 의욕과 창조력을 담당하는 전두엽과, 기억력이나 판단력을 담당하는 측두엽은 연습할수록 좋아져서 종합적인 사고가 발달한다. 그러나 방치하면 위축된다.

(2) 뇌의 에너지원 당질

포도당, 설탕, 과당 등의 작은 당과, 포도당이 사슬처럼 이어진 쌀, 보리, 밀의 전분을 통틀어 탄수화물이라고 한다.

밥을 먹으면 위와 장에서 효소의 작용으로 전분의 사슬이 끊겨서 포도당이 되어 혈액을 타고 몸에 들어가 에너지를 낸다.

뇌는 몸에서 가장 많은 에너지를 하여 필요한 에너지의 20% 정도를 포도당으로 소비하고 있고 잘 때도 소비하고 있다. 아침에 머리가 멍한 것은 포도당이 바닥나서 뇌가 제대로 작용하지 않기 때문이다. 이같이 뇌의 에너지는 포도당뿐이므로 부족하면 뇌가 활동하지 못해 공부를 잘 할 수 없다.

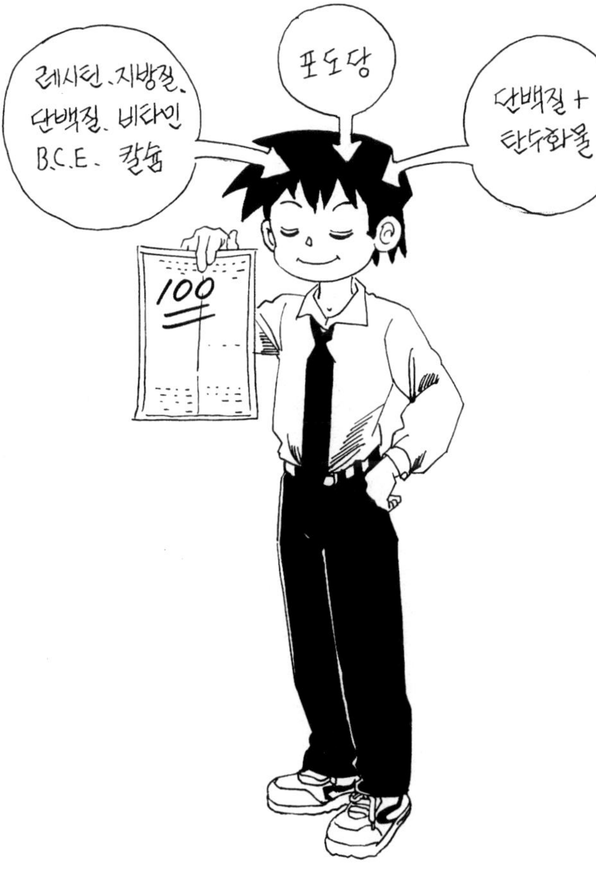

뇌의 에너지는 산소가 포도당을 산화할 때 만들어진다. 몸에서는 포도당이 반만 분해되었다가 재생되기도 하지만 뇌에서는 완전히 연소하여 탄산가스와 물로 되기 때문에 재생되지 않으므로 계속 포도당이 필요하다.

머리를 잘 움직이게 하려면 아침을 거르거나 패스트푸드로 때우지 말고 밥을 먹어야 한다. 학생들이 아침식사를 제대로 하지 않으면 아침에 포도당 공급이 제대로 되지 않아 공부를 잘 할 수 없다. 쌀밥의 2/3는 수분인데 사람 몸의 수분비율과 같아서 사람의 생리에 맞다.

탄수화물은 소화되기 쉬운 것도 있고 어려운 것도 있어서 혈당 증가속도가 다르다. 쌀, 밀가루, 보리, 감자의 전분은 소화되어서 포도당으로 흡수되어 혈당을 올리는 데 10분 걸리고, 설탕은 5분, 과일의 과당은 25분 걸린다.

혈당이 갑자기 높아지면 바로 저혈당이 되어 뇌에 지장이 생긴다. 그러므로 당으로 된 과자나 사탕은 피하고, 신선한 과일을 통해 당을 섭취하는 것이 좋다. 탄수화물도 잘 씹어서 천천히 먹으면 혈당이 뇌로 들어가는 시간을 더 늦출 수 있다.

(3) 반찬 수

반찬은 수가 많을수록 단백질, 지방질, 탄수화물, 무기물, 비타민 모든 영양소를 골고루 섭취할 수 있다. 이들 영양소는 몸에만 필수적인 것이 아니고 뇌에도 반드시 필요하다. 영양소 중 한 가지라도 부족하면 공부를 잘 하지 못하게 되어 성적이 떨어진다.

그래서 일본의 경우 중학교 3학년이 먹는 반찬의 종류와 학습성적을 조사한 결과 반찬 종류가 많을수록 성적이 좋았다고 한다.

(4) 아침을 먹어야 하는 이유

뇌는 자고 있을 때도 깨어 있을 때와 같은 에너지를 소비한다. 그러나 잠잘 때는 밥을 먹지 못하므로 밤새 글리코겐이 바닥이 나서 포도당의 원료가 없어진다.

즉, 자고 있을 때 뇌는 저장되어 있던 포도당을 다 써 버려서 아침에 부족하게 된다. 그래서 아침에 밥을 먹어서 뇌에 에너지를 보급해 주어야 한다.

아침을 먹지 않는 학생은 아침을 먹는 학생보다 성적이 훨씬 떨어진다. 아침을 먹지 않는 학생은 오전에 치른 시험 결과가 아침밥을 먹은 학생보다 점수가 훨씬 낮다.

의과대학에서 아침밥과 의사고시 합격률을 조사한 결과 아침을 거르는 학생이 많이 떨어졌다고 한다. 밥을 거르면 혈당이 내려가서 뇌가 잘 작용하지 못하기 때문이다.

아침에 비스킷만 먹는 학생보다 우유와 함께 먹는 학생이 공부가 더 잘 된다. 우유에 들어있는 칼슘이 기억력을 높여주기 때문이다.

아침을 400 cal 이상 먹으면 작업효율이 높아지고, 오전에 과일주스를 마시면 수업 중의 피로감이나 초조감이 줄어든다.

몸의 생물시계는 호르몬 분비와 대사의 효소활성을 조절한다. 오전 4시에는 깨어나기 위하여 부신피질 자극호르몬 분비량이 높아져서 대사 관련 효소가 증가한다. 아침에 몸과 뇌 모두 영양보급을 준비를 하고 있는 것이다.

아침밥이 집중력과 성적을 올리는 것은 뇌의 에너지 대사와 생물시계의 리듬에 맞기 때문이다. 그러므로 규칙적으로 든든하게 먹어야 한다. 아침 식사는 다른 시간대의 식사와 의미가 달라서 매우 중요하므로 걸러서는 안 된다.

(5) 야간형 인간을 아침형 인간으로 바꾸어야 하는 이유

하루 세 끼는 뇌의 온도 때문에도 중요하다. 사람 몸의 온도는 24시간 주기가 있다. 몸의 온도가 가장 높을 때는 오후 2시, 가장 낮을 때는 새벽 2시로 1도 정도 차이가 나는 데 온도가 높을수록 지적 효율이 높고 낮을수록 떨어진다. 물론 병이나 운동으로 체온이 높아지는 것은 해당 없다.

아침 일어났을 때는 체온이 낮으므로 온도를 빨리 올려 주어야 뇌회전이 빨라진다. 체온을 올리는 데는 먹는 것이 가장 좋다. 밥을 먹으면 체온이 빠르게 높아지며 1시간 후에 피크에 달하여 5~6시간 계속된다.

그래서 아침을 먹고 1시간 후 학교에 도착하면 체온이 피크에 달하여 가장 공부하기 좋은 상태가 되어 오전 내 계속된다. 이러한 정상인을 아침형 인간이라고 한다.

그런데 야간형은 오전에는 낮은 채로 있다가 오후 늦게 올라간다. 체온이 낮을 때는 뇌의 온도도 낮아서 뇌가 잘 작용하지 않는다.

시험이나 수업은 대부분 오전에서 오후 3시까지 이루어지므로 아침형이 유리하다. 그러므로 수험생의 생활형태를 아침형으로 바꾸는 것이 좋다.

몸의 온도를 높여주는 데는 단백질이 가장 좋은데 단백질은 칼로리의 20%, 지방질과 당은 5%가 열로 변한다.

영양이 균형 잡힌 아침을 먹으면 단백질이 몸의 온도를 높여주고 흡수된 포도당이 뇌 에너지를 풍부하게 공급해 준다. 몸의 온도가 올라가면 뇌의 온도도 올라가기 때문에 에너지 대사가 더욱 촉진된다.

그러나 하루아침에 야간형이 아침형으로 바뀌는 것은 아니다. 아침밥을 거르던 학생이 입시 날 갑자기 아침을 먹었다고 하여 당장 효과가 나타나는 것은 아니다. 야간형 사람이 아침형 사람이 되기 위해서도 일정기간 아침식사를 계속하여 습관화해야 한다. 이것도 노력이다.

그리고 정해진 시간에 아침을 먹어야 한다. 8시에 아침을 먹는 사람은

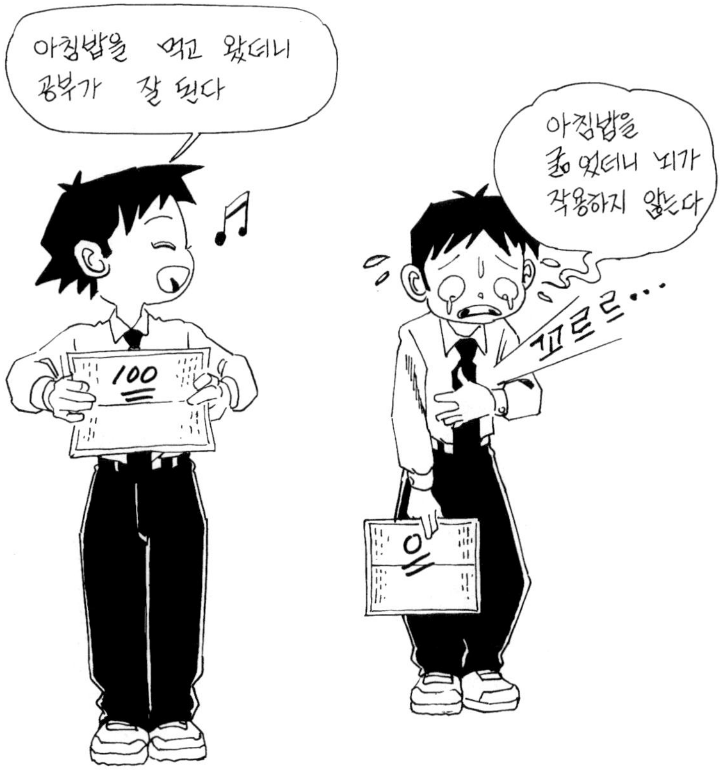
아침밥을 먹고 왔더니 공부가 잘 된다
100
아침밥을 굶었더니 뇌가 작용하지 않는다
꼬르르...

오전 5시경 부신피질에서 호르몬이 분비되어 일어나자마자 뇌나 근육이 활동할 수 있도록 준비하고 있다.

주말이라고 실컷 늦잠을 자서 11시에 아침을 먹고 오후 3시에 점심을 먹어서 리듬이 깨지면 머리가 멍해진다.

(6) 효과적인 뇌영양식을 위한 식생활 체크

머리도 몸의 일부인 이상 매일 먹는 음식의 영향을 받는다. 그래서 다음과 같이 식생활을 체크하여 해당되는 것이 많으면 주의해야 한다.

• 육류를 좋아하고 녹황색 채소는 그다지 먹지 않는다.
• 작은 생선이나 해초류를 그다지 먹지 않는다.
• 콜라 등 청량음료수를 많이 마신다.
• 인스턴트식품을 많이 마신다.
• 햄, 소시지를 좋아한다.
• 외식이나 편식이 많다.
• 규칙 바르게 먹지 않고 먹고 싶을 때 먹는다.
• 간식이 많다.

(7) 기억력 증가시키기

모든 시험은 대부분 기억력이 좌우한다. 즉, 짧은 기간에 얼마나 많이 기억하느냐에 따라 입학, 사법고시, 행정고시, 공무원시험, 임용시험 등의 성패가 결정되어 인생이 바뀐다.

공부한 것은 오래 기억해야 하지만 쉽게 잊어버리는 사람도 있는데 머리를 좋게 하여 기억력을 높일 수 있다. 기억에는 뇌에 입력되지 않는 단기 기억과 입력되어 등록되는 장기기억이 있다. 시험 전날 벼락공부한 것은 단기기억이라 시험을 보고 나면 잊어버린다. 단기기억을 장기기억으로 바꾸려면 반복하여 외울 수밖에 없다. 즉, 계속 공부해야 한다.

시험은 일정시간 내의 승부이다. 그 사이에 필요한 것을 얼마나 기억하느냐가 수험의 성패를 좌우한다. 그리고 아무리 많은 지식이 저장되어 있어도 필요한 것이 기억나지 않으면 소용없다.

사람의 몸이 음식에서 힘을 얻어서 활동하고 있듯이 기억력도 뇌가 음식에서 얻은 영양소에 의해서 작용한다. 그러나 뇌영양식을 잠깐 먹었다고 하여 금방 효과가 나타나는 것은 아니다. 3개월 이상 오래 먹어서 수험시기에 뇌의 힘이 강화되어 있어야 한다.

뇌에 좋은 영양소는 레시틴, 좋은 지방질, 단백질(글루탐산이나 타우린 등의 아미노산), 당질, 비타민 B류, 비타민 C, 비타민 E, 칼슘 등이다.

▪ 인지질 – 레시틴

뇌는 140억 개나 되는 신경세포가 수상돌기라는 가지형 촉수를 늘려 정보를 전달하여 기억회로를 만든다. 아세틸콜린은 신경세포와 신경세포를

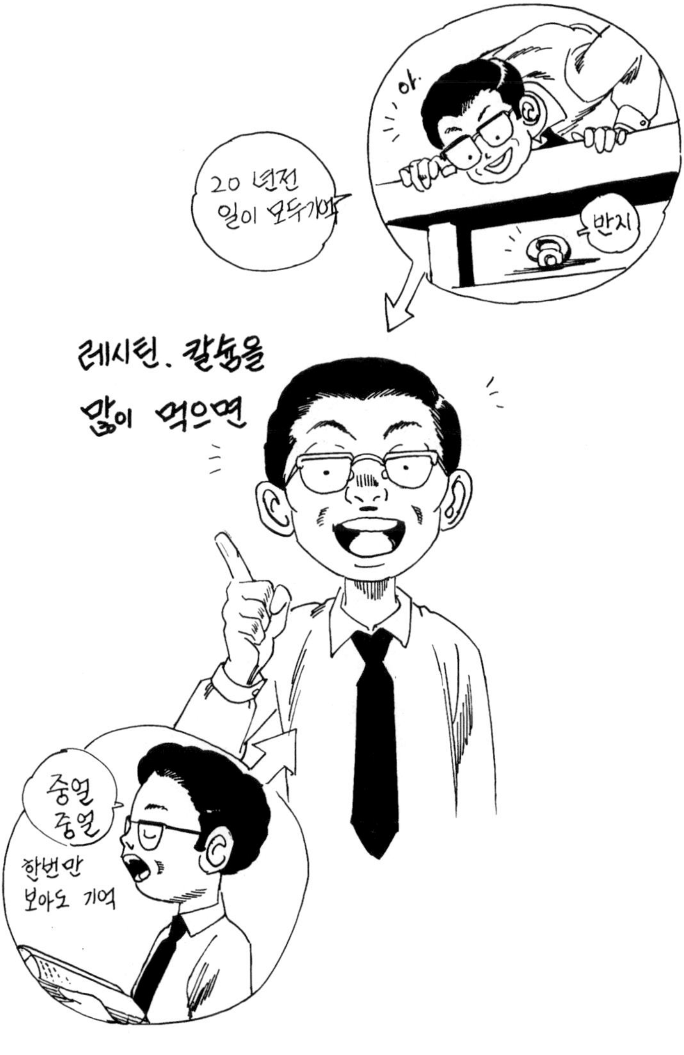
아.
20 년전
일이 모두기억
반지
레시틴. 칼슘을
많이 먹으면
중얼
중얼
한번만
보아도 기억

연결하여 신경전달을 한다. 그래서 아세틸콜린 합성을 방해하는 약을 복용시키면 젊은 사람도 노인성 치매 같은 증상을 나타낸다.

아세틸콜린의 재료는 레시틴이므로 레시틴을 많이 먹으면 아세틸콜린의 농도가 높아져서 기억력이 높아진다. 레시틴 성분인 콜린을 먹이로 키운 13개월짜리 쥐는 9개월짜리 쥐와 단기기억이 같고, 장기기억은 3~6개월짜리 쥐와 같아서 젊은 쥐와 같이 기억력이 좋아졌다고 한다. 콜린이 결핍된 먹이로 키운 쥐는 학습효과와 기억력이 나빴다고 한다.

미국 메릴랜드에 있는 국립 정신건강협회의 크리스찬 딜린 박사는 레시틴을 계속 먹으면 기억력이 25%나 증가한다고 하였다.

콜린은 포스파티딜콜린으로 섭취하는 것이 좋은데 이것이 레시틴이다, 레시틴은 콩레시틴이나 달걀노른자에 있다. 비슷한 작용을 하는 포스파티딜세린도 있다.

입시 전날 레시틴을 갑자기 먹는다고 하여 이튿날 기억력이 좋아지는 것은 아니며 공부를 게을리 하면 소용없다.

레시틴은 뇌세포 성분으로 신경전달물질인 아세틸콜린의 원료로, 혈액의 콜레스테롤을 감소시켜서 동맥경화나 혈전증, 고혈압을 예방한다.

α-리놀렌산

α-리놀렌산은 기억력과 학습력을 향상시킨다고 한다. α-리놀렌산을 많이 먹은 쥐는 리놀산을 많이 먹은 쥐보다 해마의 신경접합부 소포체의 밀도가 높아졌다고 한다. 기억 작용은 해마가 담당하며 신경접합부 소포체의 밀도가 높아지면 정보전달 속도가 빨라진다.

칼슘

칼슘은 기억해야 할 정보가 신경세포 연결망에 들어갈 때 필요하다. 칼슘이 부족하면 혈액의 칼슘농도가 낮아져서 신경 흥분으로 불안, 초조, 기억력 저하가 생긴다. 그래서 뇌에 칼슘이 부족하면 뼈의 칼슘을 녹여서 보충하는데, 이런 상태로 칼슘이 뇌의 신경세포에 너무 많이 들어가면 빠져 나오지 못하여 정보를 전달하지도 못하고 신경세포를 죽인다. 그래서 신경에 칼슘이 침착하는데 정보전달이 느려져서 치매가 된다.

그러므로 치매를 방지하기 위해서도 칼슘을 충분히 섭취해야 한다.

(8) 집중력 증가시키기

집중력에는 고탄수화물식과 고단백질식이 좋지 않고 단백질과 탄수화물을 함께 섭취해야 한다. 그래서 아이에게 빵, 도넛, 설탕이 많은 주스로 식사를 시키면 집중력이 나빠지고, 곡물, 콩, 감자 등과, 치즈, 우유 등으로 식사를 시키면 집중력이 향상된다.

그리고 아침밥을 거르고 저녁밥이 늦어서 야식이 되어버려도 집중력이 나빠진다. 학원을 3, 4개씩 다니고, 공부를 하느라고 12시 전에 자지 않으면 밤에 식사를 하게 되면서 아침을 거르게 되어 집중력이 떨어진다. 수험생은 1, 2시간에 수십 문제를 풀어야 하므로 주의력이나 긴장감이 풀어지면 실패하기 쉽다. 시험은 집중력의 승부인 것이다. 집중력을 유지하는 데는 포도당이 좋다.

포도당을 먹은 사람과 먹지 않은 사람에게 시속 70 km 이상에서 운전을 시킨 결과 먹은 사람의 실수가 훨씬 적다고 한다. 포도당이 주의력을 높여주기 때문이다.

커피를 마셔서 졸음을 쫓고 집중력을 증가시키려고 하는 사람이 많으나 부작용이 많다. 졸음을 쫓기는 하지만 밤에 몸의 온도가 내려가서 뇌의 에너지와 대사율이 낮아지기 때문이다. 그리고 밤늦게까지 공부하면 야간형이 되기 때문에 좋지 않다. 졸리면 커피나 차에 의존하지 말고 바로 자고 일찍 일어나 상쾌한 상태에서 공부하는 것이 바람직하다.

사격과 양궁은 고도의 집중력이 필요하다. 그래서 금지된 베타 차단제(beta-blocker)를 사용하다가 도핑검사에 걸려서 메달과 명예를 박탈당하는 경우가 있다. 베타 차단제는 신경안정제로 심장박동을 늦춰 긴장을 완화하고 집중력을 높여 준다. 그러나 이러한 위험한 방법보다는 여기서 설명한 음식요법이 좋다.

(9) 뇌를 예리하게 하는 식품

수험생은 영양소를 골고루 섭취해야 뇌가 원활해진다.

학생은 한창 성장하고 있어서 단백질을 가장 많이 필요로 하며 공부도 머리를 많이 사용하므로 필수아미노산이 많은 단백질을 충분히 공급해야 한다. 필수아미노산이 많은 단백질 식품은 어패류, 육류, 우유, 콩제품 등이다.

지방질이 많은 식품은 어류, 어패류, 치즈, 버터, 달걀 등이다. 에너지원인 포도당은 쌀과 보리 등의 곡물과 감자에 많다. 비타민과 무기물은 뇌를 직간접적으로 움직이는 효소의 보조작용을 하므로 채소나 곡물 등을 통하여 충분히 섭취해야 한다. 다음 식품은 뇌를 예리하게 해 준다.

- 콩 : 기억력을 향상시킨다.
- 참깨 : 직감력과 집중력 번뜩이는 능력을 발휘한다.
- 채소 : 몸의 상태를 가지런히 하여 피로를 제거한다.
- 정어리 : 머리 회전을 빠르게 한다.
- 다시마 : 발상력을 키운다.
- 우유 : 초조함을 해소한다.

(10) 간식

아이들 성장기에는 영양소가 많이 필요하여 세 끼로는 부족하므로 간식을 주어야 한다.

식사 후 한참 지나면 혈당이 낮아져서 새참에는 혈당이 20% 낮아진다. 혈액·뇌관문의 포도당수송체는 민감하여 혈당이 20%나 낮아지면 뇌에 포도당을 적게 공급하므로 머리 회전이 둔해진다. 그래서 간식이 필요하다.

학생들이 좋아하는 인스턴트식품이나 스낵류, 가공식품에는 뇌의 정상적인 활동을 저해하는 식품첨가물이 많아서 머리를 나쁘게 하므로 이런 것은 간식으로 주지 않아야 한다.

(11) 불면증

머리가 좋아지려면 충분히 자야 한다. 수면은 머리의 피로를 풀어주고 깨어 있을 때 소모한 호르몬과 신경전달물질을 만들게 되므로 자고 나면 머리가 개운해지고 사고력이 증대된다.

잠을 자지 못하면 뇌가 멍하여 공부가 잘 되지 않는다. 불면증은 잠이 잘 안 오고, 낮에 자야 할 때도 있다. 이럴 때는 식사나 약으로 조절하여 잠을 잘 자도록 해야 한다.

프로스타글란딘 D_2와 생체정보물질인 우리딘이나 신경전달물질 세로토닌, 필수아미노산인 트립토판, 단 것은 잠이 잘 오게 한다.

20

노인의 치매방지 뇌영양식

정치인이나 실업가 중에 노인인데도 늙지 않는 사람이 많다.

뇌의 신경세포는 나이가 들수록 줄어들지만 활동력이 왕성한 노인은 자극을 전달하는 신경세포 돌기가 증가하여 신경접합부를 새로 형성시켜 신경세포가 줄어드는 것을 보충한다. 즉, 머리는 쓰면 쓸수록 몸과 함께 젊어진다.

성장기에 영양장애로 인한 뇌와 노인성 치매의 뇌는 뇌지질이 변성되고 신경섬유가 단절되며 변질되어 있다.

포스파티딜세린은 기억장애를 개선하여 기억력을 높인다. 그래서 포스파티딜콜린과 포스파티딜세린이 많은 음식을 먹으면 치매를 예방할 수 있다.

뇌의 아세틸콜린을 증가시키면 기억력이 향상된다고 한다. 치매노인 뇌에는 아세틸콜린이 부족한데 정신이상자의 뇌도 레시틴이 1/2밖에 들어 있지 않다고 한다.

(1) 알츠하이머형 치매

뇌가 늙어서 노인성 치매(노망)가 생기면 회복되기 힘들다. 노인성 치매에는 뇌혈관장애형, 알츠하이머형, 기타형이 있는데 알츠하이머형은 구미인에게 많다. 전 미국대통령 레이건도 이 병에 걸렸다.

노인성 치매는 기억력 저하보다 인격에 문제가 생겨서 무분별하며 사양하지 않고, 이기적이며 흥분하기 쉽고, 유혹에 빠지며 도덕심이 결여되어 절도나 자살하는 경우가 많으며, 아이들의 과잉행동장애와 비슷하다.

알츠하이머형 치매는 콜린 작동성 신경세포가 떨어져 나가서 생긴다. 언어능력을 관장하는 측두엽, 운동을 조절하고 다른 피질영역기능을 연합하는 전두엽, 기억에 관계하는 해마, 말초신경계와 정보를 전달하는 경로인 청반핵 등이 손상된다.

(2) 환원식

통닭이나 튀김, 인스턴트 라면, 육류 등 기름이 많은 것은 과산화지질이 많아서 뇌에 나쁘다.

뇌혈관벽에는 리놀산이 있는데 과산화지질이 들어가면 산화되어 이중결합이 끊겨서 뇌혈관벽이 약해진다. 그래서 산소와 영양물질을 뇌세포로 운반하기 어렵게 하고 치매가 촉진된다.

산화를 방지하는 환원식품으로 녹황색 채소, 콩, 현미 등 곡류가 있다. 이들 식품 중에는 카로틴이나 초산화물불균등화효소(환원효소)가 많아서 많이 먹으면 뇌의 산화반응을 방지하여 뇌의 혈행을 원활하게 하여 머리가 좋은 상태를 유지하도록 해준다.

(3) 뇌세포가 죽는 수 감소시키기

사람의 뇌세포는 약 140억 개이고, 20살 이후에는 하루에 10만~18만 개 정도 죽지만 재생되지 않기 때문에 기억력이 점차 나빠진다.

그러나 체력도 개인차가 있는 것처럼 뇌세포의 감소도 사람에 따라 다르다. 매일 적당한 운동을 하며 푹 자고 영양이 고루 섞인 식생활을 하는 사람이 건강한 것처럼, 매일 머리를 쓰고 뇌세포의 대사에 필요한 성분을 밥을 통해 섭취하고 있는 사람은 뇌세포가 죽는 수를 10만 개 이하로 줄여서 뇌세포의 노화를 줄일 수 있다.

21

머리를 좋게 하는 식품

(1) 과일

과일은 비타민 C가 풍부하다. 비타민 C는 혈관을 튼튼하게 하고 혈행을 촉진하여 뇌세포를 활성화시켜서 머리를 명석하게 한다. 그래서 쉬는 시간에 과일을 먹으면 신선한 기분이 되어 공부에 집중할 수 있다.

포도당이 소모되었을 때 설탕을 먹으면 혈당이 빠르게 높아져서 활력이 생기지만 혈당이 빨리 올라가므로 인슐린이 분비되어 혈당을 빨리 감소시켜서 저혈당을 만든다. 그래서 힘이 빠져 노곤하고 배가 더부룩하고 구토가 나거나 졸음이 온다.

그러므로 흡수가 빠른 당이 주성분인 사탕, 주스 등을 많이 먹으면 기분이 처지고, 우울, 무기력, 집중력 저하, 불안, 초조가 생겨서 공부에 집중이 안 되며 부모님이나 선생님이 하는 말씀도 듣지 않고 밤새 공부해도 능률이 오르지 않는다.

이럴 때 과일을 먹어서 과당을 보충하면 혈당이 천천히 올라가므로 문제가 없다. 과당은 인슐린을 얼마 분비시키지 않기 때문이다.

(2) 해조

해조에 함유된 요오드는 혈행을 원활하게 하여 뇌에 산소를 잘 공급하여 명석한 뇌를 유지하게 하고, 칼슘은 뇌를 안정화시킨다.

톳

톳 100 g 중에 칼슘이 1,400 mg이나 들어 있고 철, 요오드, 마그네슘 등도 많다. 인은 칼슘흡수를 방해하는데 톳의 칼슘과 인의 비율은 1,400 : 56이므로 칼슘 섭취율이 높다.

김

해조 중에서 무기물이 가장 풍부하며 뇌에 필요한 요오드, 칼슘, 철, 아연, 망간이 많다. 단백질과 비타민 A와 C도 풍부하다. 검은색은 색소단백질 세 가지가 함께 내는 색이다. 칼슘은 100 g 중에 840 mg이 들어 있다. 맛있는 맛은 이노신산, 구아닌산, 글루탐이 어우러져서 내는 맛이다.

다시마

글루탐산이 많아서 맛있는 맛을 낸다. 글루탐산은 신경전달물질의 하나로 많이 먹으면 기억회로가 원활하게 된다. 식품첨가물인 MSG(미원)도 글루탐산이지만 이것은 화학물질이라 부작용이 생긴다. 그러나 다시마에서 섭취하는 글루탐산은 부작용이 생기지 않는다.

한국 사람의 머리가 좋은 것은 된장이나 다시마 등 글루탐산이 많은 음식을 먹기 때문일 수도 있다.

미 역

미역에는 뇌의 발달에 필요한 비타민 A, B_1, B_2, C가 있고 무기물로는 칼슘, 칼륨, 요오드가 많다. 칼슘은 100 g 중에 960 mg 들어 있다.

섬유질로 알긴산 등이 많아서 콜레스테롤, 지방질, 발암성 물질 등 노폐물과 독소를 변으로 체외에 배설시키고 혈행을 원활하게 하여 뇌세포에 영양을 원활하게 공급한다.

(3) 채소와 김치

채소에는 비타민 A가 풍부하여 세포의 활성화를 촉진하고 체조를 조절한다. 비타민 C도 풍부한데 비타민 C는 뇌세포의 긴장을 풀어 정확하게 작동시키므로 오랜 시간 공부할 때 필요하다.

아이들은 칼슘이 부족하기 쉬운데, 칼슘이 부족하면 비행이나 폭력을 저지른다. 채소에는 칼슘이 많아서 아이들 뇌와 정서를 안정시킨다.

비타민 C와 칼슘은 시금치, 쑥갓, 무 등 녹색 채소에 많다. 시금치 100 g에는 칼슘이 55 mg, 비타민 C가 65 mg 함유되어 있다. 당근, 무, 우엉, 연근 등의 근채류도 좋은데 연근에도 칼슘이 많다. 칼슘은 작은 생선이나 우유에 많다고 생각할지 모르나 생선뼈는 흡수하기 어렵고 우유는 한두 잔 마시는 양으로는 불충분하므로 채소를 통해 더 많이 섭취해야 한다.

섬유소는 채소의 줄기성분으로 소화가 되지 않고 배설된다. 섬유질이 부족하면 변비가 생기고 식용부진, 권태감이 생기고 집중력이 저하된다.

수험생은 소화가 잘 되는 빵, 밥, 고기 등을 많이 먹고 운동을 잘 하지 않으므로 변비가 많이 생긴다. 변비로 음식이 장에 오래 머물면 영양성분을 잘 흡수하지 못하여 뇌에 영양을 제대로 보급하지 못하고, 변에서 생기는 물질 때문에 몸이 나른해지고 어깨가 뻐근하며, 집중력이 떨어져서 머리도 둔하게 된다.

섬유질은 장의 독소나 노폐물, 중금속을 흡수해 배출하여 정화작용을 하며 변비해소작용을 하여 해로운 독성분을 없애준다. 그래서 섬유질의 섭취는 필수적이다.

섬유질이 많다고 선전하는 드링크제가 있으나 양적으로는 큰 효과를 볼 수 없으며, 인공적으로 만든 드링크제는 천연섬유질인 김치나 채소와 비교가 되지 않는다.

김치는 섬유질이 많아서 변비를 방지하고 유산균이 많아 몸에 여러 가지 좋은 작용을 한다. 그러므로 채소와 김치를 많이 먹는 것이 좋다.

김치를 싫어하고 채소를 적게 먹으면 칼슘을 비롯한 철 등의 무기물과 비타민, 식물섬유가 부족하게 된다.

(4) 생선

에스키모인은 등푸른 생선을 많이 먹는데, 등푸른 생선에는 콜레스테롤도 많으며 채소나 과일을 먹지 않는데도, 심장병이나 당뇨병 환자가 없고 혈압과 체내의 콜레스테롤 함량도 정상이고 매우 건강하다.

등푸른 생선으로는 고등어, 꽁치, 전갱이 등이 있는데 불포화지방산인 EPA(에이코사펜타엔산)와 DHA(도코사헥사엔산)가 많아서 콜레스테롤을 씻어내는 작용을 하기 때문에 에스키모인들이 건강한 것이다. EPA와 DHA는 뇌의 성분으로 흰살을 가진 생선에는 없다.

눈다랑어도 등푸른 생선인데 100 g에 철분이 4 mg 들어 있다. 이것은 쇠고기의 2배, 돼지고기와 닭고기의 4배이며, 소화 흡수되기 쉬워서 빈혈을 방지하고 대사를 높인다.

칼슘은 정신을 안정시켜 주는 작용을 하는데 아이들은 하루 900~1,000 mg이 필요하므로 많이 공급해야 한다. 멸치는 뼈까지 먹을 수 있는데 칼슘이 1~2%나 된다. 칼슘이 많은 생선은 멸치, 새우, 꽁치, 정어리, 연어, 고등어이고, 조개류는 굴, 모시조개, 바지락 등이다.

정어리

필수아미노산이 많고 비타민 D가 많아서 칼슘의 흡수를 촉진하고 뼈를 튼튼하게 한다. 비타민 A와 B_2도 많고 철분도 많다.

지방질은 14% 정도인데 대부분 불포화지방산이고 칼슘과 핵산이 많이 들어있다. 칼슘은 정신을 안정시키고 논리적 사고를 촉진시키고 핵산은 기억유전자 합성을 촉진하여 기억력을 증가시킨다.

불포화지방산인 EPA가 많아서 나쁜 콜레스테롤을 감소시켜서 혈행을 원활하게 하여 뇌에 산소와 영양소를 잘 공급하게 한다.

(5) DHA(도코사헥사엔산)

뇌에 DHA가 부족하면 뇌세포를 만들 수 없다. 정보를 전달하는 뇌의 돌기(신경접합부, 신경세포 접합부)에 DHA가 부족하면 기억력이 저하되고 치매가 된다.

DHA는 사람 몸에서 만들어지지 않으므로 식품에서 섭취해야 하는데, DHA를 함유한 식품은 생선밖에 없다. α-리놀렌산을 섭취하면 간장에서 DHA가 되어 뇌로 가는데 비해 생선에는 완성된 DHA가 있으므로 간장을 거치지 않고 직접 뇌로 들어간다.

임산부가 태아에게 DHA를 충분히 공급하지 못하면 유산이나 사산, 또는 뇌세포의 수가 적은 정신박약아가 태어날 수 있다.

모유는 우유의 몇 배나 되는 DHA를 함유하고 있다. 모유의 DHA 함량은 인종마다 다른데, 미국인은 100 ml에 7 mg, 호주인은 10 mg, 일본인은 22 mg이다. 이같이 DHA가 많아서 일본인의 머리가 좋다고 하는데 이는 일본인이 생선을 많이 먹기 때문이라고 한다.

(6) 칼슘

칼슘은 눈, 귀, 촉각, 신경 등의 감각기관이 정보를 정확하게 전달하도록 하고 정신을 안정시켜서 냉철하게 해 준다. 그래서 부족하면 안절부절하고 초조해진다.

세포 밖의 칼슘농도를 10,000이라고 하면 세포 안은 1로 큰 차이를 나타낸다. 눈이나 코, 입에서 받은 감각이 뇌세포 안으로 들어갈 때 이 차이를 이용하여 세포 밖의 칼슘이 세포 안으로 들어가면서 정보를 전달한다.

혈액에 칼슘이 부족하고 섭취량도 적으면 뼈의 칼슘을 녹여서 쓴다. 이 경우 칼슘이 너무 많아져서 뇌세포가 항상 자극을 받으므로 정보가 올바르게 전달되지 않는다. 그래서 작은 자극에도 안절부절하고 냉정한 판단을 할 수 없게 된다. 성급하게 행동하여 후회하는 것이 버릇인 사람은 칼슘을 많이 섭취하여 고칠 수 있다.

(7) 현미

현미를 깎아서 백미로 하면 비타민 B_1은 78%, 단백질은 8%, 지방질은 57%나 없어진다. 뇌에 필요한 무기물도 현미에 많다. 현미에는 백미에 부족한 비타민 B_1이 많다. 비타민 B_1은 당질을 에너지로 바꾸어주는 역할을 한다.

(8) 콩

콩의 주성분은 단백질이고 지방질도 많다. 콩단백질에는 쌀에 부족한 리신이 많다.

콩기름에는 기억력을 향상시켜주는 레시틴이 많고 불포화지방산인 리놀산이 많아서 콜레스테롤을 체외로 배설해 준다. 또 포도당을 에너지로 바꾸어 주는 비타민 B_1과 B_2가 많다. 지방질이 산화되는 것을 방지하는 비타민 E도 많다. 콩나물에는 비타민 C가 많다.

(9) 콩나물

콩나물에는 비타민 C, 섬유질, 칼슘, 칼륨, 철이 많이 들어 있다. 철은 뇌세포에 산소와 영양을 운반해 주는 헤모글로빈을 만든다.

콩나물은 성장이 빠르고 방안에서도 재배할 수 있다. 한겨울 신선한 채소를 구할 수 없던 옛날 사람들에게는 비타민 C를 공급하는 중요한 겨울 채소였다.

비타민 C는 판단력, 분석력, 직관력을 높인다.

(10) 두부와 두유

콩에는 단백질이 많지만 소화흡수되기 어렵다. 두부는 콩의 단백질만 추출하여 소화흡수되기 쉽게 만든 것이다. 두부에는 단백질이 가장 많고 지방질, 비타민 B, 칼슘도 많이 들어 있다.

두부에는 레시틴이 들어 있고 두부 단백질은 글루탐산 함량이 높아서 뇌신경을 활성화시킨다. 두부는 생선이나 육류보다 필수아미노산인 메티오닌은 적다.

두유는 콩을 갈은 것으로 레시틴과 글루탐산이 많고 콜레스테롤을 줄여서 혈행을 원활하게 하며 노화방지를 하는 비타민 E도 많다.

(11) 된장

콩에는 단백질이 많기는 하지만 소화되기 어려운데 된장으로 발효시키면 미생물 효소의 작용으로 단백질이 아미노산으로 분해되어 소화가 잘 되고 맛있는 맛을 낸다. 아미노산은 신경전달물질의 재료가 된다. 콩에는 비타민 B_2도 많다.

된장은 피로회복에 좋다. 함유된 아미노산이나 비타민 E는 혈관벽을 깨끗하게 하여 혈행을 돕는다. 그러나 짜게 끓이면 소금의 해를 입는다.

(12) 청국장

청국장에는 비타민 B가 많으며 소화되기 쉬운 형태로 발효시킨 것이라 생리활성 펩티드, 아미노산이 많다. 청국장에는 글루탐산이 100 g 중에 3 g으로 많이 들어 있다. 글루탐산은 뇌세포를 활성화시킨다. 레시틴도 많아서 신경전달물질을 만든다.

(13) 콩가공식품

시중에서 팔고 있는 콩 레시틴은 인지질로, 포스파티딜콜린 20%, 포스파티딜에타놀아민 15%, 포스파티딜이노시톨 20%, 포스파티딜세린과 포스파티딜산 5%의 구성을 갖고 있다.

주성분인 포스파티딜콜린은 노화방지작용을 하며 레시틴이라고도 한다. 그러나 시중에서 팔고 있는 레시틴은 인지질을 통틀어 말하고 있으므로 순도 100%짜리 포스파티딜콜린은 아니다.

포스파티딜콜린이 소화분해된 콜린은 소장에서 흡수되어 혈액을 통하여 혈액·뇌관문 수송체의 도움으로 뇌로 들어간다. 콜린은 뇌에서 포도당과 함께 신경전달물질인 아세틸-CoA의 재료가 된다.

뇌세포의 각성, 즉 뇌의 활성화에는 레시틴이 필요하다. 레시틴은 뇌세포의 20%를 차지하는데 세포 사이의 정보전달을 하는 아세틸콜린을 만든다. 그러므로 레시틴이 부족하면 아세틸콜린도 부족하게 되어 정보전달이 원활하지 않게 되므로 뇌가 둔하게 된다.

아세틸콜린은 기억형성에 역할을 한다. 따라서 원료인 콜린을 보급하는 레시틴을 섭취하면 건망증을 방지하고 기억력을 높일 수 있다.

(14) 참깨

참깨는 100 g에는 지방질 52 g, 단백질 20 g, 칼슘 1.2 g이 들어 있다. 레시틴과 철분도 많다.

지방질은 리놀산과 올레인산, 스테아린산 등의 불포화지방산이 많아서 콜레스테롤이나 중성지방질을 감소시켜서 혈행을 돕고 고혈압과 동맥경화를 예방한다. 혈행이 원활해지면 세포에 영양성분이 도달하기 쉬워져서 뇌의 활동이 활발해진다.

레시틴도 많은데 레시틴은 아세틸콜린을 만들어서 뇌세포활동을 촉진한다. 공부를 계속해 머리를 많이 쓰면 뇌세포의 신경전달물질이 많아져서 레시틴이 많이 소비되면서 집중력과 기억력이 떨어진다.

참깨 100 g 중에 철분이 9.6 mg 들어 있는데 헤모글로빈의 성분으로 산소를 뇌로 운반해 준다. 산소가 부족하면 빈혈이 되어 뇌가 제대로 활동하지 못하기 때문에 집중력이 없어지고 초조해지는 데, 이를 참깨가 방지하여 준다.

참깨 중에서는 흑임자가 가장 좋다. 비타민 B_2(리보플라빈)가 가장 많기 때문이다.

(15) 마늘

냄새 성분인 알리신 등은 소독, 피로회복, 정장, 건위 작용을 하고 비타민 B_1의 이용률도 높여서 머리를 좋게 한다. 스코르디닌이라는 성분은 말초혈관을 넓혀서 혈행을 원활하게 하여 뇌세포에 산소와 영양분을 많이 공급해 준다. 그러나 가열하면 없어지므로 날로 먹는 것이 좋다.

(16) 돼지고기

돼지고기는 쇠고기보다 비타민 B가 많아서 신경전달물질을 원활하게 만들므로 신경세포의 대사를 원활하게 한다.

(17) 우유

우유는 완전식품이라고 할 정도로 영양소가 골고루 들어 있으므로 뇌의 활동을 좋게 한다. 가장 많은 것은 단백질이고 무기물도 풍부하다. 비타민으로는 A, B_2가 많다. 우유에 함유된 칼슘은 가장 흡수율이 높다. 칼슘은 기분을 안정시키고 논리적인 사고를 촉진하며 신경전달물질을 활발히 작용시켜서 뇌세포를 원활하게 작용시킨다.

일반식품의 칼슘 흡수율은 낮지만 우유의 칼슘 흡수율은 70~80%나 된다. 한국인은 하루 600 mg의 칼슘이 필요한데 우유 100 g에는 칼슘이 100 mg들어 있으므로 우유를 하루 두 봉 마시면 3분의 2는 공급된다.

(18) 메밀

전분이 주성분으로 단백질, 지방질, 당질대사에 필요한 비타민 B_1, B_2, 칼슘 등이 많고 혈관벽을 강화시켜주는 루틴도 들어 있어서 노화를 방지해 준다.

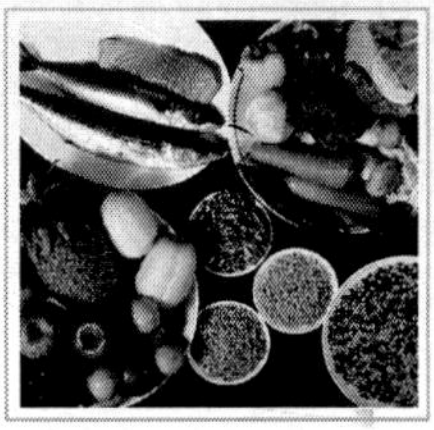

참고문헌

考える学ぶ記憶する, F. Vester, 田多井吉之介訳, 講談社 Blue Backs, 1994

気は脳の科学, 町好雄, 東京電気大学出版局, 1996

脳ごしらえの哲学, 永山久夫, 農文協, 1990

脳の発達と子どものがらだ, 久保田競, 築地書館, 1995, 개정 증보판

脳の栄養, 中川八郎, 共立出版, 1995

脳の話, サイエンス探険隊, ワニ文庫, 1997

脳を鍛造える50の秘訣, 斉藤茂太, 成美文庫,

脳を鍛える50の秘訣, 斉藤武太, 成美文庫, 1997

脳を育でる食べもの, 食べ方, 食べもの文化研究会編, 芽ばえ社, 1992

頭の良くなる薬膳, 正岡慧子, 双葉社, 1996

頭をよくする食生活, 酒井一夫訳, 東京図書, 1995

目からウロコの脳の話, サイエン探険隊, KK ベストセラ-ズ 1997

腹こしらえの哲学, 永山久夫, 農文協, 1990

受験食, 永山久夫, ゴマブッス 1989

食脳学, 大島清, 講談社, 1996.

漁を食べると頭が良くなる, 領木平光, 1991

知性を究める食脳学, 大島清, 講談社, 1996

やる気をうむ脳科学, 大木幸介, 講談社 Blue Backs, 1993

DHA 두뇌건강법, 이자와 가즈나가 저, 자연건강연구회 옮김, 이두, 1995

뇌 100가지 새로운 지식, 모리아키다네 저, 편집부 옮김, 전파과학사, 1993

뇌를 알고 머리를 쓰자, 서유현 저, 동아일보, 1995

두뇌가 총명해지는 한방비법, 이수완 저, 이담, 1992

맛있게 먹고 머리가 좋아지는 식뇌학 이야기, 오시마 기요시 저, 오근영 옮김, 미래, 1999

머리가 좋아지는 음식 나빠지는 음식, 林輝明 저, 최현 옮김, 삼일서적, 1996

머리가 좋아지는 음식, 나빠지는 음식, T. 야마다 저, 이병희 옮김, 씨아, 1996

머리가 좋아지는 음식물 나빠지는 음식물, 林輝明 저, 이정식 옮김, 금유출판사, 1993

머리가 좋아지는 자연식, 飯野節夫 저, 원태진 옮김, 신양출판

머리가 좋아지는 한방, 네모토유키오 저, 양유선 옮김, 국일미디어, 1999

머리를 좋게 하는 콩, 깨 레시틴 건강법, 박양호 저, 청산, 1995

머리좋은 아이는 태어날 때 결정된다, 노증에겐이치등 저, 김이원 옮김, 경성라인, 2005

먹고싶은 대로 먹인 음식이 당신 아이의 머리를 망친다, 오사와히로시 저, 홍성민 옮김, 황금부엉이, 2005

바다음식을 먹으면 머리가 좋아진다, 최진호 저, 자유문화사, 1995

브레인푸드, 로레인프레타 저, 신형승 옮김, 현문미디어, 2005

생선을 먹으면 머리가 좋아진다, 스즈키 히라미쓰 저, 박원기 역, 동아출판사, 1991

수험생 건강식, 사이또에이지 저, 권혁철 옮김, 국일문학사, 1989
슬기로운 두뇌관리, 박만상 저, 지식산업사, 1994
신경전달물질, 서유헌 저, 대우학술청서, 민음사, 1992
아이들 두뇌는 식탁이 결정한다, 유태종 저, 아카데미북, 2000
아이의 머리를 나쁘게 하는 음식, 아미노세쓰오 저, SAST 옮김, 앞선책, 1993
정신생물학, 박만상 저, 지식산업사, 1992
한국인의 두뇌개발 I, II, 박상만 저, 지식산업사, 1994

머리를 좋게 하는
뇌 영 양 식

초 판 발 행 | 2009년 7월 6일
초판2쇄발행 | 2014년 1월 20일

저 자 | 안용근
발 행 인 | 이성범
발 행 처 | 문운당
주 소 | 서울시 종로구 혜화로5길 16 (명륜1가 45-3)
출판등록 | 1962년 7월 4일 제 1-139
전 화 | (02)762-6010
팩 스 | 영업 (02)745-0265 / 편집 (02)762-8758
홈페이지 | http://munundang.co.kr
이 메 일 | munun2@chol.com

ISBN 978-89-7393-570-3 03590

정가 12,000원